BEI GRIN MACHT SICH IHR WISSEN BEZAHLT

AF131175

- Wir veröffentlichen Ihre Hausarbeit, Bachelor- und Masterarbeit

- Ihr eigenes eBook und Buch - weltweit in allen wichtigen Shops

- Verdienen Sie an jedem Verkauf

Jetzt bei www.GRIN.com hochladen und kostenlos publizieren

GRIN

Bibliografische Information der Deutschen Nationalbibliothek:

Die Deutsche Bibliothek verzeichnet diese Publikation in der Deutschen National-
bibliografie; detaillierte bibliografische Daten sind im Internet über http://dnb.d-
nb.de/ abrufbar.

Impressum:

Copyright © 2016 GRIN Verlag, Open Publishing GmbH
Druck und Bindung: Books on Demand GmbH, Norderstedt Germany
ISBN: 9783668346574

Dieses Buch bei GRIN:

http://www.grin.com/de/e-book/345050/arzneimittelstudien-an-minderjaehrigen

Maren Meier

Arzneimittelstudien an Minderjährigen

Ein ethischer Vergleich in Anlehnung an den Contergan-Skandal 1961

GRIN Verlag

GRIN - Your knowledge has value

Der GRIN Verlag publiziert seit 1998 wissenschaftliche Arbeiten von Studenten, Hochschullehrern und anderen Akademikern als eBook und gedrucktes Buch. Die Verlagswebsite www.grin.com ist die ideale Plattform zur Veröffentlichung von Hausarbeiten, Abschlussarbeiten, wissenschaftlichen Aufsätzen, Dissertationen und Fachbüchern.

Abschlussarbeit

im Kontaktstudiengang

Sozial- und Gesundheitsmanagement

Universität Hamburg, Fakultät Wirtschafts- und

Sozialwissenschaften, Fachbereich Sozialökonomie

Arzneimittelstudien an Minderjährigen

Ein ethischer Vergleich in Anlehnung an den Contergan-Skandal von 1961

Maren Meier

Danksagung

Meinen lieben Kolleginnen Tania, Steffi und Annabelle möchte ich
von Herzen für die Unterstützung danken.
Meinem "Engelchen" Jan, der mich durch jede Schreib- oder
Gedankenblockade begleitet und motiviert hat.
Ein ganz besonderer Dank geht an meine Familie: meinen lieben
Geschwistern, meinen über alles geliebten Eltern, sowie meiner
lieben Omi und meinen leider schon verstorbenen Opa. Ihr seid
jeden meiner Wege mit mir gegangen und habt mich darin bestärkt,
jeden dieser Wege durchzuziehen. Nur durch euch habe ich es
soweit geschafft.
Vielen, vielen Dank dafür.

Eure Maren

Inhaltsverzeichnis

Abkürzungsverzeichnis

AMG:	Arzneimittelgesetz
Contergan:	enthielt 25mg Thalidomid
Contergan forte:	enthielt 100mg Thalidomid
EMA:	European Medicines Agency
	(Europäische Arzneimittel Agentur)
GCP:	Good-clinical-practice
	(gute klinische Praxis)
ICH:	International Conference on Harmonisation
Study-nurse:	Studienschwester (Zuständig für Studien)

1 Einleitung

In der folgenden Einleitung wird kurz auf die Motivation, die zum Schreiben über das Thema „Arzneimittelstudien an Minderjährigen – ein ethischer Vergleich in Anlehnung an den Contergan Skandal 1961" führte, sowie auf die Fragestellung, den Aufbau und Ziel der Arbeit eingegangen.

Bei meiner alltäglichen Arbeit als medizinische Dokumentationsassistentin im Universitätsklinikum Hamburg-Eppendorf im Fachbereich Endoskopie komme ich des Öfteren mit klinischen Studien in Berührung. Wir führen unter anderem Verfahrensstudien im Bereich Koloskopie oder Barrett-Ösophagus durch. Ich erlebe mit, wie eng unsere Study Nurse mit der Hamburgischen Ethik-Kommission zusammenarbeitet, damit alle Studien auch vorschriftsgemäß durchgeführt werden. Zudem habe ich selbst auch schon als Probandin an einer Studie teilgenommen. Dabei bemerkte ich, wieviel Bürokratie an einer Studiendurchführung hängt. Es beginnt schon bei der Aufklärung der Studienteilnehmer. Ich hatte das Gefühl einen ganzen Katalog an Papieren durchlesen und unterschreiben zu müssen. Dementsprechend lange hat es auch gedauert bis endlich die Voruntersuchungen begonnen werden konnten.

Während meiner Teilnahme erinnerte ich mich an einige Skandale, wie zum Beispiel die Tuskegee-Syphilis-Studie von 1932, die durch ihre menschenunwürdige Durchführung bekannt wurde, oder an den Contergan Skandal im Jahre 1961, bei dem Schwangeren ein Präparat verabreicht wurde, welches als Beruhigungs- und Schlafmittel diente. Doch führte dieses Mittel zu Fehlbildungen an den Gliedmaßen des ungeborenen Kindes, wie es sich später herausstellte. Ich stellte mir die Frage, ob und wie damals eigentlich Arzneimittel an Schwangeren oder an Kindern und Jugendlichen erforscht worden sind?

Daher habe ich mich entschieden, meine Abschlussarbeit über das Thema „Arzneimittelstudien an Minderjährigen – ein ethischer Vergleich in Anlehnung an den Contergan Skandal von 1961" zu schreiben, und habe folgende Fragestellung erhoben.

1.1 Fragestellung

In einem Interview des WDR (Westdeutscher Rundfunk) mit der Pharmazeutin Beate Kirk bezüglich des Contergan Skandals, antwortete diese auf die Frage, ob die Tests mit Contergan, den damaligen Standards entsprachen, folgendes: *„Nur insofern, dass es keinen Standard gab. Es wurden schon die Tests gemacht, die auch in anderen Firmen üblich waren. Dabei wurde das Mittel auch recht schnell an Firmenangehörigen getestet. Es gab aber damals keinerlei Richtlinien zur Arzneimittelsicherheit. Deutschland war in dieser Frage europäisches Schlusslicht."*[1]

Erneut stellt sich die Frage, was haben wir aus dem Contergan Skandal gelernt? Wie sieht es heutzutage aus? Gibt es Richtlinien zur Arzneimittelsicherheit und zur Durchführung klinischer Studien an besonders schutzbedürftigen Personen?

---

[1] zitiert aus: Interview mit Pharmazeutin – Der Contergan-Skandal – Archiv – WDR, Stand 27.11.2006 über http://www1.wdr.de/archiv/contergan/contergan160.html [letzter Zugriff: 23.02.2016]

1.2 Aufbau und Ziel der Arbeit

Die vorliegende wissenschaftliche Arbeit mit dem Titel „Arzneimittelstudien an Minderjährigen– ein ethischer Vergleich in Anlehnung an den Contergan Skandal von 1961"
soll zeigen, was sich im Vergleich zu damals in der Durchführung klinischer Studien
verändert hat, und wie Studien bei besonders schutzbedürftigen Personen durchgeführt werden. Für die Bearbeitung des Themas werden Informationen aus dem Internet, der vorhandenen Literatur und den Gesetzestexten mit einbezogen. Als Erstes
wird definiert was genau klinische Studien sind, sowie ihr historischer Beginn aufge-
zeigt.

Anschließend wird auf den Contergan-Skandal eingegangen indem erläutert wird wo-
für das Arzneimittel Contergan verschrieben wurde, und was für Nebenwirkungen auf-
traten, die zu dem Skandal 1961 in Deutschland führten. Ebenso wird dargestellt, wie
damals das Contergan und allgemein Arzneimittel an Menschen getestet wurden, beziehungsweise ob zu der damaligen Zeit klinische Studien und die dazugehörigen Rahmenbedingungen existierten.

Im vierten Kapitel werden die ethischen und rechtlichen Konsequenzen in Deutschland, Europa und der gesamten Welt beschrieben, die unter anderem durch den Contergan Skandal in Deutschland entstanden sind.

Kapitel Fünf zeigt auf, wie in der heutigen Zeit eine Arzneimittelstudie entsteht und
abläuft.

Der nächste Punkt stellt klar, wie letztendlich eine Arzneimittelstudie zur Freigabe eines Medikamentes für Kinder und Jugendlichen an den Minderjährigen heute getestet
wird. Wie die Sicherheit der minderjährigen Studienteilnehmer gewährleistet wird, und
wie man eine Studienteilnahme beenden kann.

Im letzten Kapitel dieser Arbeit werden alle Abschnitte noch einmal zusammenfassend
betrachtet und wiedergegeben. Zudem werden persönliche Betrachtungen mit eingebracht.

2 Klinische Studien

In diesem Kapitel wird beschrieben was eine klinische Studie ist, und die historischen Anfänge klinischer Studien dargestellt.

2.1 Definition

Eine klinische Studie ist die Erprobung neuer Behandlungsverfahren in Zusammenarbeit zwischen Ärzten und Patienten. Dabei werden die neu entwickelten Behandlungsmethoden, wie zum Beispiel ein neues Medikament, am Menschen getestet, bevor es auf dem Markt erscheint. Studien sollen zu einer verbesserten Krankheitserkennung, Krankheitsbehandlung und Vorbeugung führen.[2]

2.2 Historischer Beginn klinischer Studien

Schon im Jahre 1023 wurde in dem Lehrbuch des persischen Arztes und Gelehrten Avicenna geschrieben, dass bei der Erprobung neuer Heilmittel Regeln und Prinzipien gelten sollten. Unter anderem, dass nicht nur an einer Person, sondern an mehreren getestet werden müsse.[3]

Einige hundert Jahre später, um 1747, führte der schottische Arzt James Lind eine sogenannte „Vorher-Nachher-Studie" an zwölf Matrosen durch. Durch die Gabe unterschiedlicher Nahrungszusätze bewies er, dass die Krankheit Skorbut (ein Vitamin-C-Mangel) geheilt werden konnte.[4]

Im Jahre 1843 wurde von dem Franzosen Armand Trousseau ein Konzept für Placebo-kontrollierte Studien veröffentlicht.[5]

---

[2] vgl. Vfa, 2011: 2
[3] vgl. http://www.brandeins.de/wissen/hilfe/hilfe-klinische-studien/geschichte-klinischer-forschung-wirkungsweisen/ [letzter Zugriff: 24. Mai 2016]

[4] ebd.

[5] ebd.

1847 existierten viele Fälle von Kindbettfieber. In einem Krankenhaus in Wien konnte von Ignaz Semmelweis bewiesen werden, dass sich durch gründlicheres Händewaschen des Krankenhauspersonals die Fälle reduzierten.[6]

1922 wurde die Stoffwechselerkrankung Diabetes mellitus genauer erforscht. Leonard Thompson, ein 14-jähriger Kanadier, war damals der einzige Testkandidat und der erste Mensch, dem das Insulin gegen Diabetes mellitus Typ I gespritzt wurde.[7]

In der Zeit des Nationalsozialismus wurden viele unfreiwillige, teils grausame Versuche am Menschen durchgeführt. Der amerikanische Gerichtshof bestimmte im Jahre 1947 in dem Nürnberger Kodex, dass die Durchführung von Versuchen am Menschen einer freiwilligen Zustimmung der Testpersonen bedarf.[8]

Im Jahre 1947 wurde das Arzneimittel Streptomycin zur Behandlung von Tuberkulose in einer ersten, großen randomisiert-kontrollierten Studie erprobt.[9]

1961 geschah einer der größten Arzneimittelskandale in Deutschland – der Contergan Skandal. Was damals passiert ist und welche Konsequenzen daraus folgten, wird in den folgenden Kapiteln genauer erläutert.

---

[6] ebd.

[7] ebd.

[8] Ebd.

[9] ebd.

3 Der Contergan Skandal

Hier werden die Geschehnisse rund um den Wirkstoff Thalidomid und den daraus entstehenden Arzneimitteln Contergan und Contergan Forte in Erinnerung gerufen.

3.1 Das Contergan

Der Apotheker Wilhelm Kunz und der Pharmakologe Herbert Keller entwickelten 1954 in der Firma Chemie Grünenthal den Arzneistoff Thalidomid.[10]

Das Arzneimittel mit dem Namen „Contergan" erschien am 01. Oktober 1957 erstmalig auf dem Markt. Es sollte beruhigend und schlaffördernd wirken.[11]

Contergan erlangte schnelle Beliebtheit in der Bevölkerung, da viel von der „Unschädlichkeit" und der „Sicherheit" des Medikamentes geworben wurde, was einen Suizidversuch mit diesem Produkt quasi unmöglich machte.[12]

Dabei traten allerdings schlimme Nebenwirkungen des Thalidomids auf, die zu einer der schwerwiegendsten Arzneimittelkatastrophen unserer Zeit führten.

Immer mehr Ärzte und Patienten zeigten gegenüber dem Hersteller Nebenwirkungen, wie starke Kopfschmerzen, Schwindel, Mundtrockenheit und Nervenschädigungen an.[13]

Doch das war nur ein kleiner Teil Nebenwirkungen. Die heftigeren traten bei vielen schwangeren Frauen auf, denen das Contergan ebenfalls ausgehändigt worden war. Der deutsche Kinderarzt Widukind Lenz fand heraus, dass viele von ihnen Kinder gebaren, deren Gliedmaßen nur teilweise ausgebildet waren beziehungsweise komplett fehlten.[14] Somit nahm die Katastrophe ihren Lauf.

---

[10] vgl. Friedrich, 2005: 3
[11] vgl. Kirk, 1999: 35
[12] vgl. Friedrich, 2005: 3
[13] vgl. Kirk, 1999: 42
[14] vgl. Friedrich, 2005: 5f.

Erst nach Bekanntwerden, dass das Thalidomid Auswirkungen auf die Embryone im Mutterleib hat, wurden 1961 alle thalidomidhaltigen Präparate vom Markt genommen.[15]

3.2 Erforschung des Thalidomids

Als das Thalidomid zu der damaligen Zeit entwickelt wurde, existierten schon klinische Studiendurchführungen an Menschen.

Die ersten Forschungsversuche mit dem Thalidomid fanden in der Forschungsabteilung der Firma Grünenthal durch Tierversuche an weißen Mäusen statt. Trotz der Verabreichung einer hohen Dosis des Thalidomids gab es keinerlei Tierverluste.[16]

Im Dezember 1955 wurden die Ergebnisse der Tierversuche auf dem sogenannten „Thalidomid Symposium" von der Firma Grünenthal bekannt gegeben.[17]

In den darauffolgenden zwei Jahren wurden weitere Tierversuche unternommen, die ebenso negativ ausfielen. Es handelte sich auch hierbei wieder um Tests an weißen Mäusen.[18]

Somit galt das Thalidomid als „ *relativ starkes Sedativum"* mit seiner „*völligen Ungiftigkeit"* zur klinischen Prüfung am Menschen als zulässig.[19]

Die klinische Prüfung am Menschen wurde schon Anfang 1955 an der Medizinischen Universitätsklinik Köln an 300 Patienten durchgeführt und als gut verträglich bezeichnet.[20]

---

[15] vgl. Kirk, 1999: 42
[16] vgl. Kunz/Keller/Mückter 1956: 427 nach Kirk, 1999: 52
[17] vgl. Kirk, 1999: 53
[18] vgl. Anklageschrift I, S. 45 zum Contergan-Strafverfahren, nach Kirk, 1999: 53
[19] zitiert aus Kunz/Keller/Mückter, 1956: 429, nach Kirk, 1999: 53
[20] vgl. Jung, 1956: 430-432, nach Kirk, 1999: 53

Doch in einer Klinik für tuberkuloseerkrankte Menschen kam es mit Thalidomid, damals noch „K17" genannt, vermehrt zu Nebenwirkungen, die nach Absetzen des Arzneistoffes wieder verschwanden. Das Auftreten der Nebenwirkungen wurde aber auf die Gabe einer Überdosis des „K17" geschoben.[21]

Ebenso wurde in einer 2-jährigen Erprobung (von 1956 bis 1958) das Thalidomid in einer Frauenklinik getestet. Doch keine einzige dieser weiblichen Testpersonen war schwanger.[22]

Am 11. Juni 1956 wurde der neue Arzneistoff Thalidomid beim Innenministerium in Nordrhein-Westfalen angemeldet. Ab diesen Zeitpunkt war es für jeden Bürger und jede Bürgerin rezeptfrei unter dem Namen „Contergan" und „Contergan forte", in den Apotheken zu erwerben.[23]

4 Ethische und rechtliche Konsequenzen bei klinischen Studien nach dem Contergan Skandal

In diesem Abschnitt der Arbeit wird erläutert, was sich nach dem Contergan Skandal 1961 bis heute in der Durchführung klinischer Studien bewegt hat.

4.1 Einführung des Arzneimittelgesetzes 1961 in Deutschland

Zu dem Zeitpunkt, als Contergan und Contergan forte in den Arzneihandel eingeführt wurden, gab es in Deutschland noch kein Arzneimittelgesetz. Dies änderte sich mit dem 8. Februar 1961, als der deutsche Bundestag einer ersten Vorlage des Arzneimittelgesetzes zustimmte.[24]

---

[21] vgl. Wenzel II, 1969: 95
[22] vgl. Blasiu, 1958, nach Kirk, 1999: 54
[23] vgl. Gerichte Rep. 139/06392, nach Kirk, 1999: 54
[24] vgl. Kirk, 1999: 26, Stenographische Berichte der Verhandlungen des deutschen Bundestages, 3. Wahlperiode (1957 – 1961), 142. Sitzung vom 08. Februar 1961: 8056 C

In der heutigen aktuellen Fassung des Arzneimittelgesetzes wird der Zweck dieses Gesetzes klar und deutlich bestimmt: *„Es ist der Zweck dieses Gesetzes, im Interesse einer ordnungsgemäßen Arzneimittelversorgung von Mensch und Tier für die Sicherheit im Verkehr mit Arzneimitteln, insbesondere für die Qualität, Wirksamkeit und Unbedenklichkeit der Arzneimittel nach Maßgabe der folgenden Vorschriften zu sorgen."*[25]

Kurz gesagt, sind es Regeln, die durch ihre Einhaltung den Menschen vor Arzneimittelkatastrophen wie den Contergan Skandal schützen sollen.

Das Arzneimittelgesetz regelt unter anderem auch das Verbot von „bedenklichen Arzneimitteln". Im zweiten Abschnitt des Arzneimittelgesetzes wird klar im § 5 Abs. 2 geäußert, worum es sich bei „bedenklichen Arzneimitteln" handelt. Es sind Arzneimittel, bei denen der wissenschaftlich begründete Verdacht besteht, dass sie bei normalen Gebrauch eine schädigende Wirkung haben.[26]

Aber wer kontrolliert dies? Wer ist verantwortlich für den Schutz unserer Gesundheit in Deutschland? Auch zu dieser Frage finden wir die Antwort im Arzneimittelgesetz.

Im § 6 Abs.1 ermächtigt es unser Bundesministerium für Gesundheit, *„die Verwendung bestimmter Stoffe, Zubereitungen aus Stoffen oder Gegenstände bei der Herstellung von Arzneimitteln vorzuschreiben, zu beschränken oder zu verbieten und das Inverkehrbringen und die Anwendung von Arzneimitteln, die nicht diesen Vorschriften hergestellt sind, zu untersagen, soweit es zur Risikovorsorge oder zur Abwehr einer unmittelbaren oder mittelbaren Gefährdung der Gesundheit von Mensch und Tier durch Arzneimittel geboten ist."*[27]

Im dritten Abschnitt des Arzneimittelgesetztes wird auch die Erlaubnis des Herstellens von Arzneimitteln (§ 13 und § 14)- und ihrer Begrenzungen (§ 16) geregelt. Ebenso werden im § 19 die Verantwortungsbereiche festgelegt.[28]

---

[25] Arzneimittelgesetz, §1, 2016: 16
[26] vgl. Arzneimittelgesetz, § 5 Abs. 2, 2016: 29
[27] Arzneimittelgesetz § 6 Abs. 1, 2016: 30
[28] vgl. Arzneimittelgesetz, 2016: 57 - 68

Der Vierte, und ein wichtiger Abschnitt des Arzneimittelgesetzes beinhaltet die Zulassungspflicht von Arzneimitteln. Im § 21 wird beschrieben, welche Arzneimittel einer Zulassung der Bundesoberbehörde bedürfen, und welche nicht.[29]

Der § 26 bestimmt die Arzneimittelprüflinien. Der Absatz 1 besagt, dass das Prüfen von Unterlagen und Gutachten durch Bundesoberbehörden über das Bundesministerium für Gesundheit zu regeln sind.[30]

Im sechsten Abschnitt, für diese Arbeit wichtigsten Abschnitt des Arzneimittelgesetzes, geht es um den Schutz des Menschen bei der Durchführung von klinischen Prüfung.

§ 40 Absatz 1 bestimmt die allgemeinen Voraussetzungen der klinischen Prüfung. Sie lauten wie folgt: *„Der Sponsor, der Prüfer und alle weiteren an der klinischen Prüfung beteiligten Personen haben bei der Durchführung der klinischen Prüfung eines Arzneimittels bei Menschen die Anforderungen der guten klinischen Praxis nach Maßgabe des Artikels 1 Absatz 3 der Richtlinie 2001/ 20/ EG einzuhalten. Die klinische Prüfung des Arzneimittels bei Menschen darf vom Sponsor nur begonnen werden wenn die Ethik-Kommission diese nach Maßgabe des § 42 Absatz 1 zustimmend bewertet und die zuständige Bundesoberbehörde diese nach Maßgabe des § 42 Absatz 2 genehmigt hat.[31]*

Auch das Genehmigungsverfahren der Bundesoberbehörde und das der Ethik- Kommission wird unter § 42 AMG geregelt. Zu der Thematik „Ethik-Kommission" äußere ich mich noch ausführlicher in Kapitel 5 Unterkapitel 5.1.2.

---

[29] vgl. Arzneimittelgesetz, 2016: 74 - 78
[30] vgl. Arzneimittelgesetz, § 26 Abs. 1, 2016: 104
[31] Arzneimittelgesetz, § 40 Absatz 1, 2016: 142

4.2 Deklaration von Helsinki

1947 nach Gründung der „World Medical Association" wurde unter ihren Mitgliedern beschlossen, eine Leitlinie für Ärzte und Ärztinnen in medizinischen Forschungen zu erstellen. Nachdem das „Medical Ethic Commitee" 1961 eine erste Version dieser Leitlinie vorliegen hatte, wurde sie schließlich 1964 als „Deklaration von Helsinki" verabschiedet.[32]

Die Deklaration von Helsinki leitet Ärzte in der medizinischen Forschung am Menschen so, dass die Sicherheit und die Gesundheit des Probanden immer an erster Stelle stehen.

Sie soll unter anderem verhindern, dass eine sogenannte „Forschungsfreiheit" entsteht. Damit ist gemeint, dass Forschung ohne jeglichen Sinn und Zweck, beziehungsweise aus reinem Interesse entsteht und somit nicht im Sinne des medizinischen Fortschrittes erfolgt, und auch, dass unnötige Gesundheitsrisiken an Studienteilnehmern eingegangen werden.[33]

Genau aus diesem Grunde lautet auch der erste Grundsatz im Abschnitt B „Allgemeine Grundsätze für jede Art von medizinischer Forschung" der Deklaration von Helsinki wie folgt: *„Bei der medizinischen Forschung am Menschen ist es die Pflicht des Arztes, das Leben, die Gesundheit, die Privatsphäre und die Würde der Versuchsperson zu schützen.[34]*

Ebenso werden auch Leitlinien in Bezug auf medizinische Forschung an vulnerablen Probanden erstellt. Was sind vulnerable Personen? - Das sind Menschen, die aufgrund fehlender geistige Reife oder intellektueller Fähigkeiten nicht zustimmungsfähig sind, die aus diesem Grund auch nicht in der Lage sind etwas abzulehnen, wie zum Beispiel Kinder.

---

[32] vgl. Ehni / Wiesing, 2012: V
[33] vgl. Knoepffler, 2012: 18
[34] Deklaration von Helsinki, Abschnitt B Nr. 10, 2000: 2

Die Deklaration spricht davon, dass es diese Forschungspopulation besonders zu schützen gilt.[35]

In Deutschland gibt es kein eigenes Forschungsgesetz. Lediglich unser Arzneimittelgesetz wurde mit der 12. Novellierung an die europäischen Standards der klinischen Forschung und zusammenhängend mit der Deklaration von Helsinki angepasst.[36]

Schaut man sich die Deklaration von Helsinki und das deutsche Arzneimittelgesetz einmal genauer an, fällt auf, dass sie sich in bestimmten Punkten sehr unterscheiden. Im Punkt der Studienteilnehmer unterscheidet das Arzneimittelgesetz zwischen der Forschung an kranken und gesunden Teilnehmern. – Nicht so die Deklaration von Helsinki. Auch unterscheidet das Arzneimittelgesetz zwischen der Forschung von Erwachsenen und Minderjährigen – die Deklaration tut das ebenso nicht.[37]

4.3 European Medicines Agency (EMA)

1995 wurde die European Medicines Agency (Europäische Arzneimittel Agentur) mit Sitz in London gegründet. Sie ist eine Einrichtung der Europäischen Union und ihrer Mitgliedsstaaten.

Ihre Aufgabe ist es, die Sicherheit der von unterschiedlichsten Pharmaunternehmen weltweit hergestellten Medikamente, die in Europa zugelassen sind, zu überwachen. Unter Ihrer Aufsicht stehen Arzneimittel für mehr als 500 Millionen Europäer.[38] Sie ist auch befähigt, bestimmte Medikamente zuzulassen oder abzulehnen. Darüber wird ausführlicher in Kapitel 5.2.3 berichtet.

Durch eine starke Zusammenarbeit der Europäischen Arzneimittel Agentur mit der Europäischen Kommission und den Arzneimittel- Regulierungsbehörden im europäischen Wirtschaftsraum kann in dem Bereich der Tier- und Humanarzneimittel auf eine seit über 20 Jahren erfolgreiche Arbeit zurückgeblickt werden. In dieser Zeit sprach die

---

[35] vgl. Magnus, 2012: 78
[36] vgl. Magnus, 2012: 82
[37] vgl. Magnus, 2012: 84
[38] vgl. http://www.ema.europa.eu/ema/index.jsp?curl=pages/about_us/general/general_content_000235.jsp&mid= [letzter Zugriff: 28.07.2016]

Europäische Arzneimittel Agentur ihre Empfehlung für 188 Tierarzneimittel und 975 Humanarzneimittel aus.[39]

Auch in die Forschung bringt die Europäische Arzneimittel Agentur sich mit ein, denn durch ihre Erfahrungen und ihr Wissen in der Arzneimittelsicherheit bietet die EMA eine hervorragende Partnerschaft und Zusammenarbeit für Forschungsprojekte in der Europäischen Union.[40]

4.4 Good Clinical Practice – Standards (GCP)

Die „gute klinische Praxis" ist ein Standard, der international die Planung, die Durchführung sowie die Dokumentation und Berichterstattung klinischer Studien am Menschen regelt. Diese auch genannten ICH-GCP (International Conference on Harmonisation) soll dafür Sorge tragen, in Anlehnung an die Deklaration von Helsinki, dass das Wohlergehen und die Sicherheit des Studienteilnehmers gewährleistet ist.[41] Die ICH wurde im Jahre 1990 von den amerikanischen, europäischen und japanischen Arzneimittelherstellerverbänden, dem japanischen Ministerium für Gesundheit, Arbeit und Sozialwesen (MHLW), der Europäischen Kommission und der U.S. amerikanischen Food and Drug Administration (FDA) gegründet, um eine Vereinheitlichung in der Arzneimittelherstellung in Japan, Europa und den USA zu schaffen.[42]

Doch sind die ICH-GCP´s keine weltweit einheitlichen Standards. Sie gelten nur für solche, die sich dem verpflichtet haben. Dies sind bisher Nordamerika, Europa, Japan, Kanada und die Schweiz.[43]

---

[39] vgl. http://www.ema.europa.eu/ema/index.jsp?curl=pages/about_us/general/general_content_000628.jsp&mid=WC0b01ac058087addd [letzter Zugriff: 29. 07.2016]

[40] vgl. http://www.ema.europa.eu/ema/index.jsp?curl=pages/special_topics/general/general_content_000513.jsp&mid=WC0b01ac0580981012 [letzter Zugriff: 29.07.2016]
[41] vgl. Löschmann et al. 2007: 5
[42] vgl. http://www.bfarm.de/DE/BfArM/Europa/ICH/_artikel.html [letzter Zugriff: 18.08.2016]
[43] vgl. http://www.ich.org/about/membership.html [letzter Zugriff: 18.08.2016]

Folgende 13 Grundsätze wurden von der International Conference on Harmonisation in Bezug auf die gute klinische Praxis festgelegt:

1. *„Klinische Prüfungen müssen gemäß den ethischen Grundsätzen durchgeführt werden, die ihren Ursprung in der Deklaration von Helsinki haben und die mit GCP sowie mit den geltenden gesetzlichen Bestimmungen vereinbar sind."*[44]

2. *„Vor Beginn einer klinischen Prüfung müssen die vorhersehbaren Risiken und Unannehmlichkeiten gegen den zu erwartenden Nutzen für den einzelnen Prüfungsteilnehmer und die Gesellschaft abgewogen werden. Eine klinische Prüfung darf nur begonnen werden und fortgesetzt werden, wenn die zu erwartenden Vorteile die Risiken rechtfertigen."*[45]

3. *„Die Rechte, die Sicherheit und das Wohl der Prüfungsteilnehmer genießen oberste Priorität und haben Vorrang vor den Interessen von Wissenschaft und Gesellschaft."*[46]

4. *„Die vorliegenden präklinischen und klinischen Informationen zu einem Prüfpräparat müssen die klinische Prüfung hinreichend stützen."*[47]

5. *„Klinische Prüfungen müssen wissenschaftlich fundiert sein und in einem klar formulierten, detaillierten Prüfplan beschrieben werden."*[48]

---

[44] Löschmann et al. 2007: 12
[45] ebd.
[46] ebd.
[47] ebd.
[48] ebd.

6. *„Eine klinische Prüfung muss in Übereinstimmung mit dem Prüfplan durchgeführt werden, der zuvor durch eine unabhängige, nach Landesrecht gebildete Ethik-Kommission zustimmend bewertet wurde."*[49]

7. *„Die medizinische Versorgung der Prüfteilnehmer sowie die in ihrem Namen getroffenen medizinischen Entscheidungen müssen immer von einem qualifizierten Arzt verantwortet werden."*[50]

8. *Jede an der Durchführung einer klinischen Prüfung beteiligte Person muss durch Aus- und Weiterbildung sowie berufliche Erfahrung für die Ausführung ihrer jeweiligen Aufgabe(n) qualifiziert sein."*[51]

9. *„Vor der Teilnahme an einer klinischen Prüfung muss von jedem Prüfungsteilnehmer / gesetzlicher Vertreter eine freiwillig abgegebene, schriftliche Einwilligungserklärung nach vorheriger Aufklärung eingeholt werden."*[52]

10. *„Alle klinischen Prüfungsdaten müssen so aufgezeichnet, behandelt und aufbewahrt werden, dass eine korrekte Berichterstattung, Interpretation und Überprüfung möglich ist."*[53]

11. *„Die vertrauliche Behandlung der Aufzeichnungen, anhand derer die Identifizierung der Prüfungsteilnehmer möglich wäre, muss gewährleistet sein, wobei*

---

[49] ebd.
[50] ebd.
[51] ebd.
[52] ebd.
[53] ebd.

die Regelungen zum Schutz der Privatsphäre und zur Wahrung der Vertraulich-keit gemäß den geltenden gesetzlichen Bestimmungen eingehalten werden müssen."[54]

12. *„Herstellung, Handhabungen und Lagerung der Prüfpräparate müssen gemäß der geltenden Guten Herstellungspraxis (GMP) erfolgen. Prüfpräparate dürfen nur gemäß dem genehmigten Prüfplan angewendet werden."*[55]

13. *„Es müssen Qualitätssicherungssysteme mit Maßnahmen eingeführt werden, die die Qualität jedes Aspektes der klinischen Prüfung gewährleisten."*[56]

Im Grundsatz 9 der GCP wird ein wichtiger und sehr entscheidender Vorgang hervorgehoben, und zwar die Aufklärung und schriftliche Einwilligung aller Prüfungsteilnehmer oder deren gesetzlicher Vertreter. Wie bei jedem Eingriff am Menschen ist auch eine klinische Studie ein Eingriff am menschlichen Körper und somit laut dem Grundgesetz Artikel 2 Absatz 2 ein Eingriff in die körperliche Unversehrtheit, quasi eine Körperverletzung.

Deshalb ist es auch hier unabwendbar, eine gründliche und ausführliche Aufklärung über die Durchführung der Studie, ihre Risiken und auch eventuelle Fort- beziehungsweise Nachbehandlungen mit dem Studienteilnehmer durchzugehen und sich eine schriftliche Einwilligung der Person einzuholen.

---

[54] ebd.
[55] ebd.
[56] ebd.

5 Heutige Durchführung klinischer Arzneimittelstudien

In diesem Kapitel wird beschrieben, wie heutzutage klinische Arzneimittelstudien entstehen, wer die Genehmigung erteilt, und wie der Ablauf einer Studie aufgebaut ist.

5.1 Die Entstehung eines Medikamentes

Damit ein neues Arzneimittel entstehen kann, müssen erst einmal ein paar wichtige Dinge hinterfragt werden. Zum Beispiel, besteht aktueller Bedarf für die Herstellung eines neuen Medikamentes? Oder könnte man eventuell ein schon zugelassenes Medikament mit der heutigen Forschungserkenntnis noch effektiver gestalten, zum Beispiel in seiner Verträglichkeit, sodass weniger Nebenwirkungen auftreten? Und auch die finanzielle Seite eines Medikamentes muss insofern geklärt werden, ob die Krankenkassen das erfolgreich hergestellte Medikament auch bezahlen.[57]

Sind diese Fragen geklärt, kann das Arzneimittelprojekt begonnen werden. Dazu werden viele verschiedene Berufsgruppen ihr Können beitragen. Unter anderen bilden Mediziner, Chemiker, Biologen und Pharmazeuten das Projektteam. Vom sogenannten „ersten Spatenstich" des Arzneimittelprojektes bis hin zu seiner Zulassung werden aber noch viele Zwischenschritte erfolgen müssen, die viele Jahre andauern werden. Man sagt, dass die Zulassung eines neuen Medikamentes ca. 13 Jahre benötigt.[58]

Sobald ein Wirkstoff entwickelt wurde, geht es an die vorklinische Prüfung. In dieser Prüfung wird von Toxikologen getestet, ob dieser Wirkstoff bösartige Eigenschaften hat, wie zum Beispiel, dass er krebsfördernd ist oder gar unser Erbgut negativ beeinflusst. Ebenso wird geprüft, was im Contergan Fall nicht getan wurde, ob es Embryone schädigt. Auch die Giftigkeit wird hinterfragt, ob und wenn ja ab welcher Dosis es giftig ist. Einige Tests können durch Zellkulturen in Laboren durchgeführt werden. Nur ist das nicht bei allen Tests möglich. Manche benötigen einen Organismus, an dem der

---

[57] vgl. https://www.vfa.de/de/arzneimittel-forschung/so-funktioniert-pharmaforschung/so-entsteht-ein-medikament.html [letzter Zugriff 02.08.2016]
[58] ebd. [letzter Zugriff: 02.08.2016]

Wirkstoff getestet werden kann. Deshalb ist es gesetzlich vorgeschrieben, an mindestens zwei verschiedenen Tierarten zu prüfen. Es werden niemals Wirkstoffe an Menschen getestet, die nicht vorher an Tieren geprüft wurden![59]

5.1.1 Zustimmung und Genehmigung einer klinischen Arzneimittelstudie am Menschen

Ist der Test an den Tieren erfolgreich abgeschlossen worden, geht es nun von der vorklinischen Prüfung in die klinische Prüfung über. Bevor diese aber durchgeführt werden kann, bedarf es einer Zustimmung und Genehmigung dieser Studie. Es muss überprüft werden, dass es sich um eine Studie am Menschen handelt, bei der alle Aspekte der menschlichen Würde, die Bestimmungen der Deklaration von Helsinki, der GCP-Standards und die Gesetze des Arzneimittelgesetzes zur Herstellung eines Medikamentes eingehalten werden. Der schriftliche Antrag auf Genehmigung der Studie ist bei der Bundesbehörde für Arzneimittel und Medizinprodukte (BfArM) oder des Paul-Ehrlich-Institut (PEI) einzureichen.[60]

Parallel dazu wird auch zur ethischen Überprüfung der Studie ein schriftlicher Antrag an die zuständige Ethik-Kommission gestellt, die dann das schriftliche Beratungsergebnis (Votum) dem verantwortlichen Mediziner zukommen lassen wird. Im Falle einer Ablehnung werden dem Arzt diese, gegebenenfalls auch mit Änderungsvorschlägen bezüglich seines Forschungsvorhabens, schriftlich mitgeteilt.[61]

---

[59] ebd. [letzter Zugriff: 02.08.2016]
[60] vgl. http://www.pei.de/DE/infos/pu/genehmigung-klinische-pruefung/genehmigung-klinische-pruefung-node.html [letzter Zugriff: 04.08.2016]
[61] vgl. https://www.aerztekammer-berlin.de/10arzt/50_Ethik-Kommission/40_Beratungsverfahren_Gebuehren_Auslagen_index.html [letzter Zugriff: 04.08.2016]

5.1.2 Die Ethik-Kommission

Die Ethik-Kommissionen haben die Aufgabe, bei allen Forschungsarbeiten am Menschen zu bewerten und zu überwachen, dass das Forschungsprojekt nicht menschenunwürdig ist.

Sie besteht aus Juristen, Patientenvertretern, medizinischen Laien, Ärzten und anderen Personen.[62]

Die erste Auflistung ethischer Anforderungen an der Forschung am Menschen wurde schon 1964 mit der Deklaration von Helsinki erarbeitet. 11 Jahre später, 1975, wurde dort erstmalig davon gesprochen, dass sogenannte „Kommissionen" errichtet werden sollen, an die sich Ärzte zur Beratung zu ihren Forschungsvorhaben wenden können. 1979 wurden die Kommissionen erstmals in Einrichtungen wie den Landesärztekammern eingerichtet. Damals war es allerdings noch keine Pflicht, sich an die Ethik-Kommission zu wenden. Im Jahre 1985 wurde aber die Musterberufsordnung durch den deutschen Ärztetag erweitert, und 1988 wurde sie durch die Bestimmung, dass sich alle forschende Ärzte mit ihrem Forschungsvorhaben zur Beratung und Überprüfung aller ethischen Punkte an eine Ethik-Kommission wenden müssen, erweitert.[63]

Wurde also das Studienvorhaben von der Bundesbehörde für Arzneimittel und Medizinprodukte oder dem Paul-Ehrlich-Institut genehmigt, und liegt von der zuständigen Ethik-Kommission ein positives Votum vor,[64] beginnt die Testphase am Menschen. Diese Tests werden in folgende vier Phasen unterteilt.

---

[62] vgl. Vfa, 2011: 9
[63] vgl. https://www.aerztekammer-berlin.de/10arzt/50_Ethik-Kommission/05_grundlagen.html [letzter Zugriff: 04.08.2016]
[64] vgl. Vfa, 2011: 9

5.2 Ablauf der Arzneimittelstudie

In diesem Abschnitt der Arbeit werden die vier Phasen einer klinischen Studiendurchführung dargestellt.

5.2.1 Phase I

Für diese Phase I werden freiwillige, gesunde Probanden benötigt, da hier der Wirkstoff das erste Mal auf den menschlichen Organismus trifft. Es werden ungefähr 10-20 Probanden benötigt. Die Forscher wollen in dieser Phase herausfinden, ob sich große Unterschiede in der Prüfung am Menschen zu der Erprobung an Tieren ergeben.[65]

Durchgeführt wird diese Phase zur Feststellung der Verträglichkeit und Sicherheit (Pharmakokinetik) des Wirkstoffes beim Menschen. Das bedeutet, die Probanden durchlaufen über die Dauer von mehreren Wochen zwei Therapiephasen. Dabei werden die Probanden in zwei Gruppen unterteilt. Die erste Gruppe bekommt als erstes den zu testenden Wirkstoff verabreicht und die andere Gruppe ist die Kontrollgruppe, die ohne Wirkstoff getestet wird. Das befähigt die Forscher den Wirkstoff und seine Risiken besser einschätzen zu können.[66]

Wurde die Phase I erfolgreich abgeschlossen, folgt die Phase II-Studie.

---

[65] vgl. Kirch, 2011: 46
[66] vgl. http://www.pharmazeutische-zeitung.de/index.php?id=38743 [letzter Zugriff: 04.08.2016]

5.2.2 Phase II

In der Phase II wird der Wirkstoff zum ersten Mal am stationären Patienten, also an Menschen mit entsprechender Krankheit getestet.[67]

Ungefähr 100-500 Fälle müssen in dieser Phase getestet werden, und die Dauer dieser lässt sich auf Monate begrenzen. Hier geht es darum, die Verträglichkeit und Wirkung der Substanz zu ermitteln und ihre Dosis festzulegen.[68]

Aus diesem Grund wird die Phase II auch die „Dosisfindungsphase" genannt.[69]

5.2.3 Phase III

In der Phase III der Studie, auch bekannt unter der „*Wirksamkeitsstudie*", wird gegenüber Placebo-Produkten die Wirksamkeit und Unbedenklichkeit des Wirkstoffes kontrolliert.[70]

Daran nehmen 100-1000[71] stationäre wie auch ambulante Patienten in einer randomisierten, kontrollierten Doppelblindstudie teil. Das bedeutet, dass der Arzt wie auch der Patient nicht wissen, ob der Wirkstoff verabreicht wird oder nur das Placebo.[72]

Nach positiver Durchführung der ersten drei Phasen der Arzneimittelstudie wird nun die Zulassung des Wirkstoffes beantragt. Dazu müssen die Ergebnisse der 3 Phasen und die der vorklinischen Prüfung gemeinsam vorgelegt werden. Es werden die vorliegenden Ergebnisse sorgfältig durch einen Zusammenschluss von Experten begutachtet und über die Zulassung entschieden.[73]

---

[67] vgl. Kirch, 2011: 46
[68] vgl. Mutschler et al. 2008: 131
[69] vgl. http://www.pharmazeutische-zeitung.de/index.php?id=38743 [letzter Zugriff: 04.08.2016]
[70] vgl. Mutschler et al. 2008: 131
[71] vgl. Kirch, 2011: 46
[72] vgl. http://www.pharmazeutische-zeitung.de/index.php?id=38743 [letzter Zugriff: 04.08.2016]
[73] vgl. Kirch, 2011: 46 f.

In der europäischen Gemeinschaft kann zwischen zwei Zulassungsarten gewählt werden. Zum einen gibt es das zentrale Zulassungsverfahren über die EMA (European Medicines Agency), die über alle Arzneimittelzulassungen entscheidet, deren Wirkstoff biotechnologisch hergestellt wurde. Zum anderen gibt es die dezentrale Zulassung, die auf gegenseitiger Anerkennung innerhalb der EU-Staaten basiert. Hier wird unter anderem über die Zulassung von Medikamenten mit bereits bekannten Wirkstoffen oder Kombinationen entschieden. In Deutschland ist dafür ebenfalls das Bundesamt für Arzneimittel und Medizinprodukte zuständig.[74]

5.2.4 Phase IV

In der vierten Phase befindet sich der Wirkstoff schon als zugelassenes Medikament auf dem Markt. Hier handelt es sich um eine Anwendungsbeobachtung in der Praxis.[75] -Dennoch befindet sich der Arzneistoff noch in der letzten Phase der klinischen Prüfung.

Dabei werden weiterhin Informationen zu seiner Verträglichkeit und Wirkung über längere Zeit unter alltäglichen Bedingungen gesammelt. Das hilft weitere Begleiterscheinungen beim Patienten in Zusammenhang mit der Einnahme anderer Medikamente, die in den Studienphasen I-III nicht berücksichtigt werden, zu erforschen. Im Arzneimittelgesetz wird auch eindringlich zur Durchführung der Phase IV aufgerufen, damit weitere unentdeckte Risiken schneller erkannt werden können.[76]

---

[74] vgl. Mutschler et al. 2008: 131
[75] vgl. Kirch, 2011: 47
[76] vgl. http://www.pharmazeutische-zeitung.de/index.php?id=38743 [letzter Zugriff: 04.08.2016]

6 Durchführung einer Arzneimittelstudie an Minderjährigen

Die Herstellung und Prüfung eines neuen Wirkstoffes für Minderjährige wird anhand des folgenden 6. Kapitels vorgestellt.

Zur Verdeutlichung: In dieser Arbeit sind mit Minderjährigen, Kinder und Jugendliche von der Geburt an bis zum 18. Lebensjahr gemeint.

6.1 Die Entwicklung eines Medikamentes für Minderjährige

Im Grunde genommen verläuft die Entwicklung eines neuen Medikamentes für Kinder und Jugendliche heutzutage nicht anders ab, als die Entwicklung von Medikamenten für Erwachsene. Allerdings wird bei Arzneimittelentwicklungen für Minderjährige noch sorgsamer umgegangen. Die Ethik-Kommissionen, die der Studie ihre Zustimmung geben müssen, geben sich in diesen Angelegenheiten in Bezug auf Prüfungen bei Kindern und Jugendlichen verständlicher Weise äußerst verhalten. Denn immerhin handelt es sich hier um eine Forschungspopulation, zumindest bei Neugeborenen und Kleinkindern, die keine eigenständige Einverständniserklärung abgeben können, und dadurch nicht von ihrem Selbstbestimmungsrecht Gebrauch machen können. Ihre Eltern werden über alles gründlich aufgeklärt und müssen die Entscheidung übernehmen.

Deshalb ist es oberste Priorität in der Prüfung von Wirkstoffen an Kindern und Jugendlichen, vorher gründlich und über Jahre hinweg, den Wirkstoff an erwachsenen Personen zu testen.[77]

---

[77] vgl. Frölich, 2011: 671

6.2 Studiendurchführung an Minderjährigen im ethischen Vergleich

Da das Immunsystem im Kindesalter noch nicht vollständig entwickelt ist, passiert es, dass Kinder häufiger und schneller krank werden als Erwachsene. Doch durch jedes „Kranksein" wird das Immunsystem auch gestärkt und weiter aufgebaut. Dennoch bleibt es nicht aus, den kleinen Körper beim Gesundwerden in Form von Medikamenten zu unterstützen.[78]

Theoretisch gesehen können alle Wirkstoffe, die sich an erwachsenen Menschen bewähren, auch zur Behandlung an Kindern und Jugendlichen genutzt werden. Doch in der Praxis kann man dies nicht sicher garantieren. Grund dafür ist der unterschiedliche Stoffwechsel bei Kindern und Erwachsenen. Dieser verändert sich im Laufe der Kindheit bis ins Erwachsenenalter.[79]

Bei Neugeborenen ist der Stoffwechsel noch nicht ausgereift, was bedeutet, dass Säuglinge Arzneimittel deutlich langsamer verarbeiten und ausscheiden als Erwachsene. Bei Kleinkindern und Jugendlichen sieht das schon wieder ganz anders aus. Deren Stoffwechsel arbeitet auf Hochtouren, und es wird in einem wesentlich rasanteren Tempo der Arzneistoff verarbeitet und wieder ausgeschieden. Das klingt im ersten Moment eigentlich nach einem Vorteil, aber auch hier muss man mit viel Sorgfalt die Sache betrachten. Denn sollte es passieren, dass der rasche Stoffwechsel das verabreichte Medikament in eine andere giftige und stärkere Substanz umwandelt, kann diese für Kinder und Jugendliche lebensbedrohlich werden.[80]

Aus diesem Grund ist es schwierig, die für Erwachsene zugelassenen Arzneimittel auch für Neugeborene, Kleinkinder und Jugendliche zuzulassen, mit der Begründung, dass die Dosis nur verändert werden müsse. Es gilt eben <u>nicht</u> die gleiche Dosis für Jugendliche und Schulkinder, wie die für Neugeborene und Kleinkinder, und auf gar keinen Fall die der Erwachsenen. Der richtige Weg ist es, mit diesen Medikamenten

---

[78] vgl. http://www.stern.de/kindermedizin-kleiner-koerper--schneller-stoffwechsel-3762542.html [letzter Zugriff: 06.08.2016]
[79] vgl. Vfa, 2011: 5
[80] vgl. http://www.stern.de/kindermedizin-kleiner-koerper--schneller-stoffwechsel-3762542.html [letzter Zugriff: 06.08.2016]

Studien in allen Altersgruppen durchzuführen, so wie es auch in der europäischen Verordnung für Kinderarzneimittel von 2007 geschrieben steht.[81]

Für die Zulassung neuer Medikamente werden nur Minderjährige als Studienteilnehmer angenommen, die auch eine medizinische Behandlung benötigen. Lediglich bei Herstellung von Impfstoffen wird an gesunden minderjährigen Teilnehmern geprüft.[82] Das ist ein entscheidender Unterschied bei Arzneimittelstudien an Erwachsenen, wo auch zunächst an gesunden Probanden neue Wirkstoffe getestet werden.

Als erster Schritt werden auch für die Arzneimittelstudie an Minderjährigen wieder die Anträge zur Genehmigung bei der BfArM oder dem PEI und bei der zuständigen Ethik-Kommission für die ethische Zustimmung eingereicht.

Im Falle von Studien an Minderjährigen schaltet sich auch die Europäische Arzneimittel Agentur noch vor Beginn der Studie ein, um zu prüfen, ob das zu prüfende Arzneimittel auch Aussicht auf Erfolg in der Behandlung bei Kindern hat.[83]

Geforscht wird eigentlich wie nach dem 3-Phasen-Studienmodell für Erwachsene. Hier ist es aber wichtig nochmal zu erwähnen, dass diese Testungen über mehrere Jahre an Erwachsenen erforscht und erst dann an Minderjährigen getestet werden. Man könnte sagen, dass das 3-Phasenmodell quasi zweimal durchgeführt wird. Es beginnt also ein zweites Mal mit der Phase I und endet mit der Phase IV, nur diesmal an Kleinkindern, Schulkindern und Jugendlichen.[84] Die Dosen sind selbstverständlich geringer, als die bei den Testphasen mit Erwachsenen. Auch die Darreichungsform des Arzneistoffes kann hierbei verändert werden. Während Erwachsene, Schulkinder und Jugendliche den Wirkstoff meist in Tablettenform erhalten, bekommen die Kleinsten ihn in flüssiger Form verabreicht.[85]

Während dieser Phasen werden die Kinder immer wieder auf ihren Gesundheitszustand untersucht und alles in ein sogenanntes „Patiententagebuch" eingetragen, damit Nebenwirkungen und Reaktionen schneller festgestellt werden können. So lange der

---

[81] vgl. Vfa, 2011: 5
[82] vgl. Vfa, 2011: 8
[83] vgl. Vfa, 2011: 9
[84] vgl. Vfa, 2011: 4
[85] vgl. Vfa, 2011: 8

Prüfarzt mit den Ergebnissen vollends zufrieden ist, wird weiter fortgefahren. Ist das nicht der Fall, wird die Studienteilnahme abgebrochen.[86]

Sind Phase II und III positiv verlaufen, werden wieder die gleichen Schritte veranlasst wie bei den Erwachsenen. Nun werden die Prüfungsergebnisse wieder entweder dem Bundesamt für Arzneimittel und Medizinprodukte oder der Europäischen Arzneimittel Agentur (EMA) zur Zulassung des Medikamentes in den erforschten Altersgruppen vorgelegt. Nach der Zulassung beginnt ebenso die vierte und letzte Phase der Studie, zur Beobachtung weiterer unbekannter Nebenwirkungen in der Praxis.

Vergleicht man die heutige Studiendurchführung an Minderjährigen mit denen aus den sechziger Jahren, wird man erschreckende Kontraste feststellen. Es gab weder Richtlinien, ein Arzneimittelgesetz, noch Behörden und Einrichtungen, die eine Arzneimittelsicherheit für Kinder und Jugendliche gewährleisteten. Ethische Vorgaben existierten nicht.

Ein schreckliches Beispiel hierfür sind die versteckten Medikamententests mit Psychopharmaka in den 1960er Jahren in einem Mädchenheim in Hannover. Die Heimkinder hatten zur damaligen Zeit wenig Rechte und waren somit für die Pharmaunternehmen und forschenden Ärzte ein „gefundenes Fressen", um Arzneimittel an Kindern zu testen. Die Heimkinder mussten tägliche Tabletten schlucken, und sie wurden qualvollen, schmerzhaften Lumbalpunktionen ausgesetzt, bei denen mit einer Spritze in den Wirbelkanal gestochen und Gehirnwasser entnommen wurde. Das Unfassbare daran ist, dass niemand dieser minderjährigen Heimkinder wusste, warum das mit ihnen gemacht wurde. Sie waren doch gesund. Auch ihre gesetzlichen Vertreter wurden nicht über diese „Untersuchungen" aufgeklärt, geschweige denn überhaupt informiert. Viele dieser Heimkinder, die heute noch am Leben sind, leidet unter gravierenden Folgen der Medikamententest und sind sich sicher, dass sie für Testzwecke ohne ihr Wissen missbraucht wurden. Schwere Herzkreislauferkrankungen und Diabetes mellitus machen ihnen ein unbeschwertes Leben fast unmöglich und haben ihre Lebenserwartung

---

[86] vgl. Vfa, 2011: 18

laut Experten drastisch reduziert. Ein schrecklicher, aus ethischer Sicht unfassbarer Skandal.[87]

6.3 Gewährleistung der Sicherheit aller minderjährigen Studienteilnehmer

Die Sicherheit eines jeden Studienteilnehmers wird in der Studiendurchführung sehr großgeschrieben, sei es bei Minderjährigen als auch bei Erwachsenen. Schon zu Anfang der Studie, bei der Beantragung in den Behörden und der Ethik-Kommission, muss den Unterlagen ein Prüfplan beiliegen, in dem erklärt ist, wie sich um die Sicherheit der Teilnehmer gekümmert wird. Jegliche Belastung, die nicht zwingend erforderlich ist, muss vermieden werden. Dafür gibt es natürlich in der Studiendurchführung an Minderjährigen so einige Beispiele. Es sollte beispielsweise das häufige Abnehmen von Blutproben vermieden werden, was natürlich nicht immer machbar ist, dennoch sollten, wenn möglich, Alternativen bevorzugt werden, wie Speichelproben oder Urinabgaben.[88]

Jeder Studienbetreiber ist gesetzlich verpflichtet, vor Beginn der Studie mit jedem Teilnehmer eine sogenannte „Probandenversicherung" abzuschließen. Diese übernimmt im Falle einer Gesundheitsschädigung während und nach der Studienteilnahme alle Folgekosten und Verdienstausfälle.[89]

Zudem ist jede Studie während der gesamten Durchführung unter Beobachtung der Behörden und der zuständigen Ethik-Kommissionen aufgrund der Mitteilungspflicht des Studienbetreibers. Das bedeutet, sollten schwerwiegende Nebenwirkungen auftreten, dass die Studie mit sofortiger Wirkung abgebrochen wird. Bei kleineren Zwischenfällen während der Studie werden alle Teilnehmer und die gesetzlichen Vertreter, in diesem Falle die Eltern, von der Ethik-Kommission unterrichtet, und es bleibt die

---

[87] vgl. http://www.spiegel.de/gesundheit/diagnose/medikamententests-in-deutschland-das-lange-leiden-nach-dem-kinderheim-a-1075196.html [letzter Zugriff: 11.08.2016]

[88] vgl. Vfa, 2011: 10

[89] vgl. Arzneimittelgesetz im § 40 Absatz 1 Satz 3 Nummer 8

freie Entscheidung weiterhin an der Studie teilzunehmen oder abzubrechen. Kein Teilnehmer ist verpflichtet eine Studie bis zum Schluss durchzuführen.[90] Das gilt auch für Erwachsene.

6.4 Beendigung der Studienteilnahme

Wie schon erwähnt, besteht keine Pflicht an einer Studie bis zu ihrem Ende teilzunehmen. Jeder Proband, Patient oder gesetzlicher Vertreter kann sich jederzeit dazu entscheiden, ohne Angaben von Gründen die Teilnahme an der Studie zu beenden. Es muss allerdings diese Information dem Prüfarzt unverzüglich zukommen, damit er das Medikament langsam absetzen und die Behandlung gegebenenfalls wieder mit herkömmlichen Medikamenten beginnen kann. Es darf niemals von heute auf morgen aufgehört werden das Präparat einzunehmen, ansonsten kann auch dies zu schwerwiegenden Nebenwirkungen kommen. An jedem Ende einer Studie, sei sie komplett beendet oder abgebrochen worden, steht eine Abschlussuntersuchung an, bei der der Gesundheitszustand noch einmal umfassend und sorgfältig untersucht, und mit dem Zustand vor Beginn der Studie verglichen wird. Diese Untersuchung hält den Versicherungsschutz eines jeden Teilnehmers aufrecht, und wird deshalb auch jedem Teilnehmer empfohlen.[91]

---

[90] vgl. Vfa, 2011: 11
[91] vgl. Vfa, 2011: 19

Meine Abschlussarbeit trägt den Titel „Arzneimittelstudien an Minderjährigen – ein ethischer Vergleich in Anlehnung an den Contergan Skandal 1961", weil ich herausfinden wollte, wie sich die Arzneimittelsicherheit nach diesem Skandal in Deutschland und Europa verändert hat. Ebenso war mir wichtig in Erfahrung zu bringen, was sich aus ethischer Sicht in den Durchführungen klinischer Studien an Probanden und Patienten im Vergleich zu damals getan hat. Hierbei legte ich mein Hauptaugenmerk auf Arzneimittelstudien an Kindern und Jugendlichen.

Die Idee über dieses Thema zu schreiben, entwickelte sich durch meinen Arbeitsplatz im Universitätsklinikum Hamburg-Eppendorf, wo ich des Öfteren mit Forschungen am Menschen in Berührung komme. Sobald das Thema feststand, fing ich an zu recherchieren. Was ich dabei herausfand, war erstaunlich. Ich war fasziniert davon, wie früh und in welchem Ausmaß die ersten Schritte in Richtung klinischer Studien begonnen wurden.

Wie ich bereits erwähnte, habe ich selbst an einer Studie teilgenommen. Dabei handelte es sich zwar nur um eine Machbarkeitsstudie in der es darum ging, herauszufinden, ob es möglich ist, einen Impfstoff zu entwickeln, der das Magenbakterium „Helicobacter pylori" unterdrückt und somit eine schwere Gastritis und die sich dadurch bildenden Magengeschwüre verhindert. Dennoch war es eine klinische Studie.

Für mich als Probandin fing sie damit an, dass ich einige Zettel mit Angaben zu meiner Person, wie Größe, Gewicht, Alter, eventuelle Vorerkrankungen und so weiter ausfüllen und abgeben musste. Danach sollte ich noch eine Urinprobe abgeben, um eine Schwangerschaft auszuschließen, und einen Alkoholtest durchführen. Später fand noch das Gespräch mit der forschenden Ärztin statt. Sie klärte mich über den freiwillig stattfindenden, von beiden Seiten jeder Zeit abzubrechenden Studienverlauf und seinen Risiken auf. Erst dann konnte mit den Voruntersuchungen, wie Blutentnahme und ein Atemtest auf Helicobacter pylori, begonnen werden.

Betrachte ich meine eigenen Erfahrungen mit den Recherchen aus dieser Arbeit, schätze ich mich glücklich in der heutigen Zeit zu leben. Es ist unvorstellbar, dass es keinerlei Gesetze geschweige denn Vorgaben oder Richtlinien zur Durchführung einer klinischen Studie am Menschen gab. Es wurden sich keine Gedanken darüber gemacht, wie es einem Menschen während einer Arzneimittelstudie ergeht und ob man diese mit der Würde des Menschen vereinbaren kann.

Im Falle des Contergans mit seinem Wirkstoff Thalidomid wurden zwar schon klinische Studien durchgeführt, aber in einem viel zu geringen Umfang, was der Skandal am Ende auch verdeutlicht hat. Dass das Contergan rezeptfrei im Handel zu erlangen war aus dem Grunde, dass es keine schwerwiegenden Nebenwirkungen beim Menschen gab und somit als „ungiftig" galt, wie auch ohne Bedenken schwangeren Frauen empfohlen wurde, ist in meinen Augen ein Zeichen der fehlenden Erfahrungswerte. Niemand hatte daran gedacht, dass der Wirkstoff so fatal die Entwicklung des Fötus beinträchtigen kann.

Es ist für mich unbegreiflich, dass nicht schon viel früher weitergedacht wurde. Schon weit vor dem Contergan Fall gab es Skandale, wie zum Beispiel die Hustenbonbons und die Coca Cola, die mit reinem Kokain hergestellt worden und für jeden frei zugänglich waren. Ich vermute, da dies zu Kriegs- und Nachkriegszeiten geschah, und das Geld knapp und Forschung sehr teuer war, wurde so günstig wie möglich entwickelt und hergestellt, und trotzdem effektiv und gewinnbringend wieder verkauft. Es existierten auch keine Regularien zu deren Einhaltung man verpflichtet war, und so lange es keine Regeln und Verpflichtungen gibt, werden Menschen nicht grundsätzlich von sich aus ethisch handeln. Das beweisen solch abscheuliche Beispiele wie die Tuskegee-Syphilis-Studie von 1932, wo bewusst Menschen andere unwissende Menschen mit Syphilis infiziert haben. Oder das Beispiel der heimlichen Medikamententests an minderjährigen Heimkindern in einem Mädchenheim in Hannover in den 1960er Jahren. Den Kindern wurde ohne jegliches Wissen, geschweige denn das ihrer gesetzlichen Vertreter, Psychopharmaka verabreicht.

Doch zurückkommend auf den Contergan Skandal, bei dem viele Neugeborene mit körperlichen Fehlbildungen aufgrund des Contergan auf die Welt kamen, brachte die Forschung weltweit und besonders in Deutschland zum Umdenken. Es wurden Leit- und Richtlinien wie die Deklaration von Helsinki und die GCP-Standards eingeführt. In

Deutschland wurde endlich ein Gesetz erlassen, welches die Arzneimittelsicherheit gewährleistet – das Arzneimittelgesetz! Auch Behörden entstanden, wie die Europäische Arzneimittel Agentur, die in Europa alle zugelassenen Medikamente überwacht und auch bestimmte zulässt, sowie auch Ethik-Kommissionen, die wie ich finde schon viel früher hätten ins Leben gerufen werden müssen.

Durch meine Recherchen konnte ich in Erfahrung bringen, dass Arzneimittelstudien heutzutage, egal ob an Erwachsenen oder Minderjährigen, glücklicherweise sicherer und durchdachter durchgeführt werden. Es muss zum Beispiel an mindestens zwei verschiedenen Tierarten vorgeprüft werden, deren Organismus dem des Menschen sehr ähnelt, wie vergleichsweise der von Schweinen oder Affen. Erst dann wird ein Wirkstoff am Menschen getestet. Im Falle der Arzneimittelstudie an Minderjährigen werden gesunden Probanden nur eingebracht in eine Studie, wenn es sich um einen Wirkstoff zur Zulassung eines neuen Impfstoffes handelt. Alle weiteren Studien für Zulassungen mit neuen oder verbesserten Wirkstoffe, werden, anders als bei den Erwachsenen, nur an Minderjährigen getestet, die auch schon eine Behandlung benötigen.

Ein weiterer Unterschied zu damaligen Arzneistudien ist, dass ein neuer Wirkstoff oder auch schon zugelassene Wirkstoffe, die verbessert worden sind, mehrere Prüfphasen, die über Jahre verlaufen, erfolgreich bestehen müssen, um auf dem freien Markt zugelassen zu werden. Arzneimittel für Kinder und Jugendliche werden erst dann an minderjährigen Probanden getestet, wenn die Prüfphasen bei den Erwachsenen erfolgreich waren. Diese Arzneimittel für Minderjährige durchlaufen dann ein zweites Mal alle Prüfphasen und bekommen erst eine Zulassung, wenn alle Altersstufen erfolgreich getestet wurden.

Auch wenn die Arzneimittelsicherheit und die der Studienteilnehmer heute mit oberster Priorität behandelt werden, fällt es mir aus ethischer Sicht schwer, klinischen Studien mit Minderjährigen zuzustimmen. Denn trotz der Tatsache, dass ihre gesetzlichen Vertreter, in diesem Falle die Eltern, über alle Risiken und Informationen aufgeklärt werden und über das Wohl ihres Kindes entscheiden, haben Minderjährige quasi nie eine Chance von ihrem Selbstbestimmungsrecht Gebrauch zu machen. Vielleicht hätte dieses Kind niemals an einer Studie teilnehmen wollen, aber es musste, weil die Eltern so entschieden haben.

Das wirft bei mir weitere Fragen auf: Ist es überhaupt ethisch, Menschen als Proban-den für Forschungszwecke zu „gebrauchen"? Stimmt der häufig formulierte Vorwurf von „Versuchskaninchen der Forschung"? Oder mal ganz anders herum betrachtet: Ist es ethisch, für andere Personen zu entscheiden?

Es ist in der Tat heute noch so, dass die Ethik-Kommissionen zurückhaltend Arznei-mittelstudien an Minderjährigen zustimmen, weil auch sie von einer freiwilligen Stu-dienteilnahme (wie sie in Deutschland praktiziert wird) nicht sprechen mögen, da es nicht der minderjährige Studienteilnehmer selbst ist, der das entscheidet und dem frei-willig zustimmt.[92]

Aus meiner Sicht würde ich sagen, ja! Denn ohne Forschung am Menschen gäbe es keine fortschrittliche Weiterentwicklung in der Medizin, noch wüssten wir so vieles über unseren Organismus. Nur aufgrund dieser Forschung können wir Krankheiten heilen oder menschliches Leid mindern. Und das ist der Grund weshalb ich der Meinung bin, dass es nicht umgangen werden kann, klinische Studien an vulnerabler nicht selbst-bestimmungsfähiger Forschungspopulation durchzuführen. Erwachsene Menschen wie auch minderjährige Menschen werden in Zukunft immer an irgendeiner Krankheit leiden und benötigen Arzneimittel, die sicher und durchdacht am Menschen getestet worden. In jeder Altersstufe!

Abschließend dazu kann ich sagen, dass sich in der Forschung in den letzten Jahr-zehnten vieles getan hat. Sie hat viel, besonders aus ethischer Sicht, dazu gelernt und zum Positiven verändert. Ich werde mit großem Interesse weiterverfolgen, was sich zukünftig in der medizinischen Forschung am Menschen in allen Altersgruppen noch verändern wird, und welche innovativen Fortschritte wir in der Medizin noch erreichen werden.

---

[92] vgl. http://www.zentrale-ethikkommission.de/downloads/Minderjaehrige.pdf (siehe Anhang) über http://arzneimittel4kids.de/links.html [letzter Zugriff: 11.08.2016]

Literaturverzeichnis

Ehni, Hans-Jörg / Wiesing, Urban (Hrsg.) (2012): Die Deklaration von Helsinki –
Revisionen und Kontroversen. Köln (Deutscher Ärzte-Verlag GmbH).

Friedrich, Christian (2005): Contergan – zur Geschichte einer Arzneimittelkatastrophe, in: Rauschmann, Michael A. / Thomann, Klaus-Dieter / Zichner, Ludwig (Hrsg.):
Die Contergankatastrophe – Eine Bilanz nach 40 Jahren. Darmstadt (Steinkopff Verlag).

Frölich, Jürgen C. (2011): Besonderheiten der Pharmakologie bei geriatrischen Patienten und bei Kindern, in: Wehling, Martin (Hrsg.): Klinische Pharmakologie, 2. Auflage
2011. Stuttgart (Thieme Verlag).

Jung, Hermann (1956): Klinische Erfahrungen mit einem neuen Sedativum, in: Arzneimittelforschung 6 (1956), S.430-432.

Kirch, Wilhelm (2011): Grundsätzliche Elemente der klinischen Pharmakologie, in:
Wehling, Martin (Hrsg.): Klinische Pharmakologie, 2. Auflage 2011. Stuttgart (Thieme
Verlag).

Kirk, Beate (1999): Der Contergan-Fall: eine vermeidbare Arzneimittelkatastrophe?
Zur Geschichte des Arzneistoffs Thalidomid. Stuttgart (Wissenschaftliche Verlagsgesellschaft mbH).

Knoepffler, Nikolaus (2012): Eine ethische Grundposition der Deklaration von Helsinki?, in: Ehni, Hans-Jörg / Wiesing, Urban (Hrsg.): Die Deklaration von Helsinki –
Revision und Kontroversen. Köln (Deutscher Ärzte-Verlag GmbH).

Kunz, Wilhelm / Keller, Herbert / Mückter, Heinrich (1956): N-Phthalyl-glutamin-
säure-imid. Experimentelle Untersuchungen an einem neuen synthetischen Produkt
mit sedativen Eigenschaften, in: Arzneimittelforschung 6 (1956), S. 426-430.

**Löschmann, Peter-Andreas / Petersen, Gudula / Schulte, Jan / Schachner-Wün-
schmann, Elfi (2007):** GCP-Standards für Prüfer und Sponsoren zur Durchführung
klinischer Prüfungen unter Berücksichtigung der 12. und 14. AMG-Novelle und der
GCP-Verordnung. 1. Auflage. Eppingen (CQC® clinical quality consulting).

Magnus LL.M, Dorothea (2012): Forschung an Nichteinwilligungsfähigen international und national: Die Deklaration und das deutsche Recht, in: Ehni, Hans-Jörg / Wiesing, Urban (Hrsg.): Die Deklaration von Helsinki – Revision und Kontroversen. Köln (Deutscher Ärzte-Verlag GmbH).

Mutschler, Ernst (Hrsg.) / Geisslinger, Gerd / Kroemer, Heyo K. / Ruth, Peter / Schäfer-Korting, Monika (2008): Mutschler Arzneimittelwirkungen-Lehrbuch der Pharmakologie und Toxikologie, 9. Auflage. Stuttgart (Wissenschaftliche Verlagsgesellschaft mbH).

Recht, G. (2016) (Hrsg): Gesetz über den Verkehr mit Arzneimitteln / Arzneimittelgesetz – AMG) mit Stand vom 27. Mai 2016, 2. Auflage, Merseburg

VfA Verband Forschender Arzneimittelhersteller e.V. (Hrsg.) (2011): Kinder und Jugendliche in klinischen Studien. Berlin.

Wenzel, Dagmar / Wenzel, Karl-Heinz (1969): Der Contergan-Prozeß (II). Verursachte Thalidomid Nervenschäden und Mißbildungen? Bericht und Protokollauszüge vom 51.- 100. Verhandlungstag. Berlin (Verlag Wissenschaft und Forschung GmbH).

Internetquellenverzeichnis:

https://www.aerztekammer-berlin.de/10arzt/50_Ethik-Kommission/40_Beratungsver-fahren_Gebuehren_Auslagen_index.html **[letzter Zugriff: 04.08.2016]**

https://www.aerztekammer-berlin.de/10arzt/50_Ethik-Kommission/05_grundla-gen.html **[letzter Zugriff: 04.08.2016]**

http://arzneimittel4kids.de/links.html **[letzter Zugriff: 11.08.2016]**

http://www.bfarm.de/DE/BfArM/Europa/ICH/_artikel.html **[letzter Zugriff: 18.08.2016]**

http://www.brandeins.de/wissen/hilfe/hilfe-klinische-studien/geschichte-klinischer-for-schung-wirkungsweisen/ **[letzter Zugriff: 24. Mai 2016]**

http://www.ema.europa.eu/ema/index.jsp?curl=pages/about_us/general/general_con-tent_000235.jsp&mid **[letzter Zugriff: 28.07.2016]**

http://www.ema.europa.eu/ema/index.jsp?curl=pages/about_us/general/general_con-tent_000628.jsp&mid=WC0b01ac058087addd **[letzter Zugriff: 29. 07.2016]**

http://www.ema.europa.eu/ema/index.jsp?curl=pages/special_topics/general/gene-ral_content_000513.jsp&mid=WC0b01ac0580981012 **[letzter Zugriff: 29.07.2016]**

http://www.ich.org/about/membership.html **[letzter Zugriff: 18.08.2016]**

http://www.pei.de/DE/infos/pu/genehmigung-klinische-pruefung/genehmigung-klini-sche-pruefung-node.html **[letzter Zugriff: 04.08.2016]**

http://www.pharmazeutische-zeitung.de/index.php?id=38743　　**[letzter　Zugriff: 04.08.2016]**

http://www.spiegel.de/gesundheit/diagnose/medikamententests-in-deutschland-das-lange-leiden-nach-dem-kinderheim-a-1075196.html **[letzter Zugriff: 11.08.2016]**

http://www.stern.de/kindermedizin-kleiner-koerper--schneller-stoffwechsel-3762542.html **[letzter Zugriff: 06.08.2016]**

https://www.vfa.de/de/arzneimittel-forschung/so-funktioniert-pharmaforschung/so-ent-steht-ein-medikament.html **[letzter Zugriff: 02.08.2016]**

http://www1.wdr.de/archiv/contergan/contergan160.html **[letzter Zugriff: 23.02.2016]**

http://www.zentrale-ethikkommission.de/downloads/Minderjaehrige.pdf **[letzter Zu-griff: 11.08.2016]**

Anhangsverzeichnis:

Anhang 1: **Deklaration von Helsinki, Abschnitt B Nr.10**

https://kks.charite.de/fileadmin/user_upload/microsi-
tes/ohne_AZ/m_cc04/kks/DE/Aktuelles/Down-
loads_Links/Deklaration_von_Helsinki_2000_DE.pdf **[letz-
ter Zugriff: 23.08.2016]**

Anhang 2: **Stellungnahme der zentralen Kommission zur Forschung an Minderjährigen**

http://www.zentrale-ethikkommission.de/downloads/Min-
derjaehrige.pdf über http://arzneimittel4kids.de/links.html
[letzter Zugriff: 11.08.2016]

Erstvorlage: 1964   Original: Englisch

WELTÄRZTEBUND

Deklaration des Weltärztebundes

von Helsinki

Ethische Grundsätze

für

die medizinische Forschung am Menschen

verabschiedet von der

18. Generalversammlung des Weltärztebundes

Helsinki, Finnland, Juni 1964

revidiert von der

29. Generalversammlung des Weltärztebundes

Tokio, Japan, Oktober 1975

von der

35. Generalversammlung des Weltärztebundes

Venedig, Italien, Oktober 1983,

von der

41. Generalversammlung des Weltärztebundes

Hong Kong, September 1989

von der

48. Generalversammlung des Weltärztebundes

Somerset West, Republik Südafrika

Oktober 1996

und von der

52. Generalversammlung des Weltärztebundes

Edinburgh, Schottland, Oktober 2000

A. Einleitung

1. Mit der Deklaration von Helsinki hat der Weltärztebund eine Erklärung ethischer Grundsätze als Leitlinie für Ärzte und andere Personen entwickelt, die in der medizinischen Forschung am Menschen tätig sind. Medizinische Forschung am Menschen schließt die Forschung an identifizierbarem menschlichen Material oder identifizierbaren Daten ein.

2. Es ist die Pflicht des Arztes, die Gesundheit der Menschen zu fördern und zu erhalten. Der Erfüllung dieser Pflicht dient der Arzt mit seinem Wissen und Gewissen.

3. Die Genfer Deklaration des Weltärztebundes verpflichtet den Arzt mit den Worten: "Die Gesundheit meines Patienten soll mein vornehmstes Anliegen sein", und der internationale Kodex für ärztliche Ethik legt fest: "Der Arzt soll bei der Ausübung seiner ärztlichen Tätigkeit ausschließlich im Interesse des Patienten handeln, wenn die Therapie eine Schwächung des physischen und psychischen Zustandes des Patienten zur Folge haben kann".

4. Medizinischer Fortschritt beruht auf Forschung, die sich letztlich zum Teil auch auf Versuche am Menschen stützen muß.

5. In der medizinischen Forschung am Menschen haben Überlegungen, die das Wohlergehen der Versuchsperson (die von der Forschung betroffene Person) betreffen, Vorrang vor den Interessen der Wissenschaft und der Gesellschaft.

6. Oberstes Ziel der medizinischen Forschung am Menschen muß es sein, prophylaktische, diagnostische und therapeutische Verfahren sowie das Verständnis für die Aetiologie und Pathogenese der Krankheit zu verbessern. Selbst die am besten erprobten prophylaktischen, diagnostischen und therapeutischen Methoden müssen fortwährend durch Forschung auf ihre Effektivität, Effizienz, Verfügbarkeit und Qualität geprüft werden.

7. In der medizinischen Praxis und in der medizinischen Forschung sind die meisten prophylaktischen, diagnostischen und therapeutischen Verfahren mit Risiken und Belastungen verbunden.

8. Medizinische Forschung unterliegt ethischen Standards, die die Achtung vor den Menschen fördern und ihre Gesundheit und Rechte schützen. Einige Forschungspopulatio-

nen sind vulnerabel und benötigen besonderen Schutz. Die besonderen Schutzbedürfnisse der wirtschaftlich und gesundheitlich Benachteiligten müssen gewahrt werden. Besondere Aufmerksamkeit muß außerdem denjenigen entgegengebracht werden, die nicht in der Lage sind, ihre Zustimmung zu erteilen oder zu verweigern, denjenigen, die ihre Zustimmung möglicherweise unter Ausübung von Zwang abgegeben haben, denjenigen, die keinen persönlichen Vorteil von dem Forschungsvorhaben haben und denjenigen, bei denen das Forschungsvorhaben mit einer Behandlung verbunden ist.

9. Forscher sollten sich der in ihren eigenen Ländern sowie der auf internationaler Ebene für die Forschung am Menschen geltenden ethischen, gesetzlichen und verwaltungstechnischen Vorschriften bewußt sein. Landesspezifische, ethische, gesetzliche oder verwaltungstechnische Vorschriften dürfen jedoch die in der vorliegenden Deklaration genannten Bestimmungen zum Schutz der Menschen in keiner Weise abschwächen oder aufheben.

B. Allgemeine Grundsätze für jede Art von medizinischer Forschung

10. Bei der medizinischen Forschung am Menschen ist es die Pflicht des Arztes, das Leben, die Gesundheit, die Privatsphäre und die Würde der Versuchsperson zu schützen.

11. Medizinische Forschung am Menschen muß den allgemein anerkannten wissenschaftlichen Grundsätzen entsprechen, auf einer umfassenden Kenntnis der wissenschaftlichen Literatur, auf anderen relevanten Informationsquellen sowie auf ausreichenden Laborversuchen und gegebenenfalls Tierversuchen basieren.

12. Besondere Sorgfalt muß bei der Durchführung von Versuchen walten, die die Umwelt in Mitleidenschaft ziehen können. Auf das Wohl der Versuchstiere muß Rücksicht genommen werden.

13. Die Planung und Durchführung eines jeden Versuches am Menschen ist eindeutig in einem Versuchsprotokoll niederzulegen. Dieses Protokoll ist einer besonders berufenen Ethikkommission zur Beratung, Stellungnahme, Orientierung und gegebenenfalls zur Genehmigung vorzulegen, die unabhängig vom Forschungsteam, vom Sponsor oder von

anderen unangemessenen Einflußfaktoren sein muß. Diese unabhängige Kommission muß mit den Gesetzen und Bestimmungen des Landes, in dem das Forschungsvorhaben durchgeführt wird, im Einklang sein. Die Kommission hat das Recht, laufende Versuche zu überwachen. Der Forscher hat die Pflicht, die Kommission über den Versuchsablauf zu informieren, insbesondere über alle während des Versuchs auftretenden ernsten Zwischenfälle. Der Forscher hat der Kommission außerdem zur Prüfung Informationen über Finanzierung, Sponsoren, institutionelle Verbindungen, potentielle Interessenkonflikte und Anreize für die Versuchspersonen vorzulegen.

14. Das Forschungsprotokoll muß stets die ethischen Überlegungen im Zusammenhang mit der Durchführung des Versuchs darlegen und aufzeigen, daß die Einhaltung der in dieser Deklaration genannten Grundsätze gewährleistet ist.

15. Medizinische Forschung am Menschen darf nur von wissenschaftlich qualifizierten Personen und unter Aufsicht einer klinisch kompetenten, medizinisch ausgebildeten Person durchgeführt werden. Die Verantwortung für die Versuchsperson trägt stets eine medizinisch qualifizierte Person und nie die Versuchsperson selbst, auch dann nicht, wenn sie ihr Einverständnis gegeben hat.

16. Jedem medizinischen Forschungsvorhaben am Menschen hat eine sorgfältige Abschätzung der voraussehbaren Risiken und Belastungen im Vergleich zu dem voraussichtlichen Nutzen für die Versuchsperson oder andere vorauszugehen. Dies schließt nicht die Mitwirkung von gesunden Freiwilligen in der medizinischen Forschung aus. Die Pläne aller Studien sind der Öffentlichkeit zugänglich zu machen.

17. Ärzte dürfen nicht bei Versuchen am Menschen tätig werden, wenn sie nicht überzeugt sind, daß die mit dem Versuch verbundenen Risiken entsprechend eingeschätzt worden sind und in zufriedenstellender Weise beherrscht werden können. Ärzte müssen den Versuch abbrechen, sobald sich herausstellt, daß das Risiko den möglichen Nutzen übersteigt oder wenn es einen schlüssigen Beweis für positive und günstige Ergebnisse gibt.

18. Medizinische Forschung am Menschen darf nur durchgeführt werden, wenn die Bedeutung des Versuchsziels die Risiken und Belastungen für die Versuchsperson überwiegt. Dies ist besonders wichtig, wenn es sich bei den Versuchspersonen um gesunde Freiwillige handelt.

19. Medizinische Forschung ist nur gerechtfertigt, wenn es eine große Wahrscheinlichkeit

gibt, daß die Populationen, an denen die Forschung durchgeführt wird, von den Ergebnissen der Forschung profitieren.

20. Die Versuchspersonen müssen Freiwillige sein und über das Forschungsvorhaben aufgeklärt sein.

21. Das Recht der Versuchspersonen auf Wahrung ihrer Unversehrtheit muß stets geachtet werden. Es müssen alle Vorsichtsmaßnahmen getroffen werden, um die Privatsphäre der Versuchsperson und die Vertraulichkeit der Informationen über den Patienten zu wahren und die Auswirkungen des Versuchs auf die körperliche und geistige Unversehrtheit sowie die Persönlichkeit der Versuchsperson so gering wie möglich zu halten.

22. Bei jeder Forschung am Menschen muß jede Versuchsperson ausreichend über die Ziele, Methoden, Geldquellen, eventuelle Interessenkonflikte, institutionelle Verbindungen des Forschers, erwarteten Nutzen und Risiken des Versuchs sowie über möglicherweise damit verbundene Störungen des Wohlbefindens unterrichtet werden. Die Versuchsperson ist darauf hinzuweisen, daß sie das Recht hat, die Teilnahme am Versuch zu verweigern oder eine einmal gegebene Einwilligung jederzeit zu widerrufen, ohne daß ihr irgendwelche Nachteile entstehen. Nachdem er sich vergewissert hat, daß die Versuchsperson diese Informationen verstanden hat, hat der Arzt die freiwillige Einwilligung nach Aufklärung ("informed consent") der Versuchsperson einzuholen; die Erklärung sollte vorzugsweise schriftlich abgegeben werden. Falls die Einwilligung nicht in schriftlicher Form eingeholt werden kann, muß die nicht-schriftliche Einwilligung formell dokumentiert und bezeugt werden.

23. Beim Einholen der Einwilligung nach Aufklärung für das Forschungsvorhaben muß der Arzt besonders zurückhaltend sein, wenn die Person in einem Abhängigkeitsverhältnis zu dem Arzt steht oder die Einwilligung möglicherweise unter Druck erfolgt. In einem solchen Fall muß die Einwilligung nach Aufklärung durch einen gutunterrichteten Arzt eingeholt werden, der mit diesem Forschungsvorhaben nicht befaßt ist und der keine Beziehung zu den Personen hat, die in diesem Abhängigkeitsverhältnis zueinander stehen.

24. Im Falle einer Versuchsperson, die nicht voll geschäftsfähig ist, infolge körperlicher oder geistiger Behinderung ihre Einwilligung nicht erteilen kann oder minderjährig ist, muß die Einwilligung nach Aufklärung vom gesetzlich ermächtigten Vertreter entspre-

chend dem geltenden Recht eingeholt werden. Diese Personengruppen sollten nicht in die Forschung einbezogen werden, es sei denn, die Forschung ist für die Förderung der Gesundheit der Population, der sie angehören, erforderlich und kann nicht mit voll geschäftsfähigen Personen durchgeführt werden.

25. Wenn die nicht voll geschäftsfähige Person, wie beispielsweise ein minderjähriges Kind, fähig ist, seine Zustimmung zur Mitwirkung an einem Forschungsvorhaben zu erteilen, so muß neben der Einwilligung des gesetzlich ermächtigten Vertreters auch die Zustimmung des Minderjährigen eingeholt werden.

26. Forschung an Menschen, bei denen die Einwilligung, einschließlich der Einwilligung des ermächtigten Vertreters oder der vorherigen Einwilligung, nicht eingeholt werden kann, darf nur dann erfolgen, wenn der physische/geistige Zustand, der die Einholung der Einwilligung nach Aufklärung verhindert, ein notwendiger charakteristischer Faktor für die Forschungspopulation ist. Die konkreten Gründe für die Einbeziehung von Versuchspersonen, deren Zustand die Einholung der Einwilligung nach Aufklärung nicht erlaubt, ist in dem Forschungsprotokoll festzuhalten und der Ethikkommission zur Prüfung und Genehmigung vorzulegen. In dem Protokoll ist festzuhalten, daß die Einwilligung zur weiteren Teilnahme an dem Forschungsvorhaben so bald wie möglich von der Versuchsperson oder dem gesetzlich ermächtigten Vertreter eingeholt werden muß.

27. Sowohl die Verfasser als auch die Herausgeber von Veröffentlichungen haben ethische Verpflichtungen. Der Forscher ist bei der Veröffentlichung der Forschungsergebnisse verpflichtet, die Ergebnisse genau wiederzugeben. Positive, aber auch negative Ergebnisse müssen veröffentlicht oder der Öffentlichkeit anderweitig zugänglich gemacht werden. In der Veröffentlichung müssen die Finanzierungsquellen, institutionelle Verbindungen und eventuelle Interessenkonflikte dargelegt werden. Berichte über Versuche, die nicht in Übereinstimmung mit den in dieser Deklaration niedergelegten Grundsätzen durchgeführt wurden, sollten nicht zur Veröffentlichung angenommen werden.

C. Weitere Grundsätze für die medizinische Forschung in Verbindung mit ärztlicher Versorgung

28. Der Arzt darf medizinische Forschung mit der ärztlichen Betreuung nur soweit verbin-

den, als dies durch den möglichen prophylaktischen, diagnostischen oder therapeutischen Wert der Forschung gerechtfertigt ist. Wenn medizinische Forschung mit ärztlicher Versorgung verbunden ist, dann sind für den Schutz der Patienten, die gleichzeitig Versuchspersonen sind, zusätzliche Standards anzuwenden.

29. Vorteile, Risiken Belastungen und die Effektivität eines neuen Verfahrens sind gegenüber denjenigen der gegenwärtig besten prophylaktischen, diagnostischen und therapeutischen Methoden abzuwägen. Dies schließt nicht die Verwendung von Placebos, oder die Nichtbehandlung, bei Versuchen aus, für die es kein erprobtes prophylaktisches, diagnostisches oder therapeutisches Verfahren gibt.

30. Am Ende des Versuchs sollten alle Patienten, die an dem Versuch teilgenommen haben, die sich in der Erprobung als am wirksamsten erwiesenen prophylaktischen, diagnostischen und therapeutischen Verfahren erhalten.

31. Der Arzt hat den Patienten ausführlich über die forschungsbezogenen Aspekte der Behandlung zu informieren. Die Weigerung eines Patienten, an einem Versuch teilzunehmen, darf niemals die Beziehung zwischen Patient und Arzt beeinträchtigen.

32. Bei der Behandlung eines Patienten, für die es keine erwiesene prophylaktische, diagnostische und therapeutische Methoden gibt oder diese keine Wirkung zeigten, muß der Arzt mit der Einwilligung des Patienten nach Aufklärung die Freiheit haben, nicht erprobte neue prophylaktische, diagnostische und therapeutische Maßnahmen anzuwenden, wenn sie nach dem Urteil des Arztes die Hoffnung bieten, das Leben des Patienten zu retten, seine Gesundheit wiederherzustellen oder seine Leiden zu lindern. Gegebenenfalls sollten diese Maßnahmen zur Evaluierung ihrer Sicherheit und Wirksamkeit zum Gegenstand von Forschungsvorhaben gemacht werden. In allen Fällen sollten neue Informationen aufgezeichnet und gegebenenfalls veröffentlicht werden. Die anderen relevanten Leitlinien dieser Deklaration sollten befolgt werden.

STELLUNGNAHME

der

Zentralen Kommission

zur Wahrung ethischer Grundsätze in der Medizin

und ihren Grenzgebieten (Zentrale Ethikkommission)

bei der Bundesärztekammer

Forschung mit Minderjährigen 1

(28. April 2004)

1 Unter Minderjährigen werden in dieser Stellungnahme Personen von der Geburt an bis zur Vollendung des 18. Lebensjahres verstanden.

Inhaltsübersicht

1 Einleitung

Medizinische Forschung mit Menschen unterliegt spätestens seit dem ‚Nürnberger Kodex— von 1947 der Forderung, Patienten und Probanden nur auf der Basis der Freiwilligkeit nach ausreichender Aufklärung in Studien aufzunehmen (Prinzip des ‚informed consent—). Die Bekämpfung von Krankheiten des Kindesalters gerät dadurch aber zunehmend in Schwierigkeiten. Da Kinder in frühem Alter nicht einwilligungsfähig sind, ist ein erheblicher Bereich von Forschung über kindheitsspezifische Krankheiten in Deutschland derzeit rechtlich nicht zulässig und wird auch wegen ethischer Bedenken unterlassen. Dies hat in der Kinderheilkunde und der klinischen Pharmakologie inzwischen zu gravierenden Problemen geführt: Bestimmte diagnostische und therapeutische Interventionen, vor allem solche mit Arzneimitteln, lassen sich für Kinder bzw. Minderjährige nicht mehr in der dem methodischen Standard entsprechenden wissenschaftlich objektiven Weise entwickeln und prüfen.

Die Anwendung von Arzneimitteln, die nur bei Erwachsenen

2

geprüft wurden, ist aber bei Minderjährigen, auch wenn man ihre Dosierung nach Erfahrungswerten modifiziert, mit Risiken verbunden - eben weil ihre Wirksamkeit, ihr therapeutischer Nutzen und ihre altersabhängige Dosierung bei Minderjährigen nicht geprüft sind.

Bei Minderjährigen Arzneimittel mit alterspezifisch unzureichend bekannter Wirksamkeit und Sicherheit anzuwenden, ist ethisch sicher fragwürdig. Dies ist heute aber in der Mehrzahl aller medikamentösen Behandlungen von Minderjährigen der Fall. Ethisch problematisch ist es andererseits auch, nicht einwilligungsfähige

Im derzeitigen biomedizinischen Kontext sind Fortschritte zum Wohle der Minderjährigen z. B. durch

2

Forschungstätigkeiten in folgenden Gebieten zu erwarten: Somatische und psychische Entwicklung,

Verbesserung und Erhaltung des Gesundheitsstatus während der Entwicklung (Prävention),

Kontinuierliche Forschung zur Entstehung von Krankheiten und Erkennung von Prognose- und

Risikofaktoren, Verbesserung diagnostischer und bildgebender Verfahren und Techniken,

Verbesserung der Therapie. Siehe dazu auch: Dahl M, Wiesemann C (2001):

Forschung an

Minderjährigen im internationalen Vergleich: Bilanz und Zukunftsperspektiven.

Ethik Med 13 (1/2):87-

110; Conroy S, Choonara I, Impicciatore P, Mohn A, Arnell H, Rane A, Knoeppel C, Seyberth H,

Pandolfini C, Raffaelli MP, Rocchi F, Bonati M, Jong G, de Hoog M, van den Anker J (2000):

Survey of

unlicended and off label drug use in paediatric wards in European countries.

BMJ 320: 79-82;

Rothärmel S, Wolfslast G, Fegert JM (1999):

Informed Consent, ein kinderfeindliches Konzept? Von

der Benachteiligung minderjähriger Patienten durch das Informed Consent-Konzept am Beispiel der

Kinder- und Jugendpsychiatrie.

MedR 1999;17: 293-298 Walter-Sack I, Haefeli WE (2000):

Qualitätssicherung der

pädiatrischen Arzneimittel-Therapie durch klinische Studien œ ethische und

Stellungnahme der Zentralen Ethikkommission bei der Bundesärztekammer ,Forschung mit Minderjährigen— (2004)

< Seite 4 von 19 >

Minderjährige in die Prüfung der Wirksamkeit und Sicherheit von Arzneimitteln einzubeziehen. Dies gilt insbesondere dann, wenn sie an Studien beteiligt werden, von denen sie voraussichtlich selber keinen Nutzen haben werden. Solche Studien œ auch mit gesunden Probanden œ sind jedoch unverzichtbar, wenn die für Minderjährige bestimmter Altersstufen notwendigen Medikamente nach den bei Erwachsenen bewährten Standards der Wirksamkeit und Sicherheit entwickelt, geprüft und zur Verfügung gestellt werden sollen.

Das ethische Dilemma besteht also darin, dass die gebotene Hilfeleistung für kranke Kinder erfordert, einige Minderjährige ohne ihre persönliche Einwilligung und ohne Nutzen für sie selbst gewissen Belastungen und Risiken auszusetzen. Zudem gibt es hier - anders als bei erwachsenen Nichteinwilligungsfähigen - auch nicht die Möglichkeit, aus früheren Willensäußerungen oder Einstellungen auf eine mutmaßliche Bereitschaft des Minderjährigen zu schließen. Wenn man der Verantwortung für kranke Minderjährige gerecht werden will, ist es unumgänglich, einigen Minderjährigen etwas mehr an Solidarität für ihre Altersgenossen abzuverlangen, als das in der klinischen Forschung mit Erwachsenen bisher der Fall ist. Ein gewisses Maß an Einübung in Solidarität wird Minderjährigen jedoch auch in anderen Bereichen abverlangt.

Diese Zumutung ist aber nur bei Gewährleistung eines sehr hohen Schutzes vertretbar. Medizinische Forschung mit Minderjährigen ist nur in dem für die Erkennung, Verhinderung und Bekämpfung alterspezifischer Krankheiten oder Entwicklungsstörungen unbedingt erforderlichen Maße ethisch zu verantworten.

Solche Studien dürfen nur unter strengen Bedingungen durchgeführt werden, die im folgenden darzulegen sind.

rechtliche Rahmenbedingungen unter Berücksichtigung der spezifischen Bedürfnisse von Kindern.

MedR 2000; 18:454-63.

Stellungnahme der Zentralen Ethikkommission bei der Bundesärztekammer ‚Forschung mit Minderjährigen— (2004)

< Seite 5 von 19 >

2 Ethischer Rahmen der medizinischen Forschung mit Minderjährigen

Es ist unstrittig, dass Minderjährige Anspruch auf Teilhabe am medizinischen Fortschritt und an der Verbesserung der Behandlungsmethoden haben. Dem tragen auch das Sozialgesetzbuch und die Deklaration von Helsinki Rechnung.

Gleichwohl besteht in Deutschland ein besonderes Dilemma. Einerseits führen die historischen Erfahrungen mit dem Nationalsozialismus zu einer besonderen Skepsis gegenüber der Forschung mit Menschen. Andererseits hat gerade die Contergankatastrophe gezeigt, wie unerlässlich kontrollierte Forschung und klinische Studien sind. Vor diesem Hintergrund befindet sich die Kinderheilkunde in Deutschland in einer schwierigen, kaum noch zu verantwortenden Situation.

3

Inzwischen besteht eine weit verbreitete Bereitschaft, diese Situation durch gesetzgeberische Maßnahmen zu verbessern, ohne den notwendigen Schutz Minderjähriger in der medizinischen Forschung zu gefährden.

2.1 Leitende ethische Grundsätze

-

Minderjährige sind in jeder Phase ihrer Entwicklung Personen, deren genuine Interessen als Altersgruppe und als Individuen akzeptiert und im besonderen Maße geschützt werden müssen.

-

Der wissenschaftliche Fortschritt darf Minderjährigen nicht vorenthalten werden.

-

Dazu ist Forschung mit Minderjährigen notwendig, die im Rahmen ethischer Normen und unter bestimmten Voraussetzungen gefördert, geprüft und durchgeführt wird.

Vgl. Regelungen und Empfehlungen in anderen Ländern, z. B.: American Academy of Pediatrics

3

(AAP). Committee on Drugs (1995)

Guidelines for the Ethical Conduct of Studies to Evaluate Drugs in Pediatric Populations.

Pediatrics 1995 (2): 286-294; EMEA (2000)

Note for Guidance on Clinical

Investigation of Medicinal Products in the Pediatric Population. 27.7.2000.

Stellungnahme der Zentralen Ethikkommission bei der Bundesärztekammer ‚Forschung mit Minderjährigen— (2004)

< Seite 6 von 19 >

-

Forschungsvorhaben mit Minderjährigen dürfen nur dann durchgeführt werden, wenn ihre Fragestellung durch vergleichbare Studien bei

Erwachsenen nicht oder nur unzureichend beantwortet werden kann.

•

Forschungsvorhaben, die nicht dem Nutzen des minderjährigen Patienten oder Probanden dienen, sind nicht grundsätzlich unethisch. Dafür gelten jedoch besonders strenge Schutzkriterien (Nutzen / Risiko-Abwägung innerhalb bestimmter Grenzen).

Es wird in einzelnen Fällen unumgänglich sein, Minderjährige ohne eigene Vorteile niedrigen Risiken und Belastungen auszusetzen. Von entscheidender Bedeutung ist dabei, die persönliche Eigenheit des Minderjährigen und seine individuelle Belastbarkeit zu berücksichtigen. Durch zusätzliche Sedierung oder psychische Traumatisierung beispielsweise können objektiv minimale oder niedrige Risiken bzw. Belastungen erhöht und zu wirklichen Schäden werden. Daher muss alles getan werden, Minderjährige, die zu solchen Reaktionen neigen könnten, von medizinischer Forschung auszuschließen oder sie rechtzeitig aus Studien herauszunehmen.

2.2 Notwendigkeit der Forschung

Medizinische Erkenntnisse, die bei Erwachsenen gewonnen wurden, können aufgrund entwicklungsphysiologischer und œpsychologischer Besonderheiten des Minderjährigen nicht unkontrolliert übertragen oder extrapoliert werden. Deshalb müssen Untersuchungen mit Minderjährigen œ soweit möglich œ gemäß deren Entwicklungsstand durchgeführt werden.

Eine v erantwortungsvolle Forschung verlangt eine genaue Bestimmung und Abwägung des Nutzens und der Risiken der Forschungsvorhaben.

Stellungnahme der Zentralen Ethikkommission bei der Bundesärztekammer ‚Forschung mit Minderjährigen— (2004)

< Seite 7 von 19 >

2.3 Nutzen eines Forschungsvorhabens

Der Nutzen eines Forschungsvorhabens kann u. a. aus dem Blickwinkel unterschiedlicher Begünstigter beschrieben werden. In der Diskussion werden traditionellerweise unterschieden

:

4

*

Individueller bzw. Eigennutzen: Es wird ein Nutzen für die in das Vorhaben einbezogenen Patienten bzw. Probanden erwartet;

*

Gruppennutzen: Es wird zwar kein individueller Nutzen für die Studienteilnehmer erwartet, wohl aber ein Nutzen für weitere Gruppen von Patienten / Probanden desselben Alters bzw. für solche, die sich in einer gleichen Situation (z. B. durch Krankheit, Risikoexposition) befinden;

*

Fremdnutzen: Es wird ein Nutzen ausschließlich für die Heilkunde bzw. die Wissenschaft erwartet.

Ein Nutzen kann in der Heilung, jedenfalls Besserung eines krankhaften Zustandes bestehen oder in der Verhinderung seines Eintretens bzw. seiner Verschlimmerung. Von einem direkten Nutzen ist zu sprechen, wenn er kausal mit hoher Wahrscheinlichkeit auf die geprüfte Maßnahme (z. B. ein Arzneimittel, einen diagnostischen oder prognostischen Test) zurückgeführt werden kann. Ein solcher Nutzen kann sich primär für die Mitglieder der Interventionsgruppe ergeben (Eigennutzen), oder er kann sekundär dadurch entstehen, dass die Forschungsergebnisse auf andere Gruppen, z. B. die Kontrollgruppe oder weitere vergleichbare - gegenwärtige und zukünftige - Personengruppen übertragen werden (Gruppennutzen).

Forschungsvorhaben ohne praktischen Bezug zur Situation der teilnehmenden Minderjährigen und seiner Gruppe werden als fremdnützig bezeichnet. Die bloße Aussicht auf eine spätere klinische Bedeutung eines grundlagen- oder krankheitsorientierten Forschungsvorhabens macht dieses nicht schon gruppennützig. In aller Regel handelt es sich um grundlagenorientierte

Andere Texte unterscheiden zwischen Gruppen- und Fremdnutzen in der Weise, dass sie den

4

Gruppennutzen als eine Form des Fremdnutzens bezeichnen. Hier wird hingegen eine Dreigliederung

vertreten, der zufolge der Gruppennutzen aus der Methodik und Funktion medizinischer Forschung

heraus als eigenständige Kategorie verwendet wird.

Stellungnahme der Zentralen Ethikkommission bei der Bundesärztekammer

‚Forschung mit Minderjährigen— (2004)

< Seite 8 von 19 >

Forschungsvorhaben mit dem Ziel, unser Verständnis von physiologischen oder

pathologischen Prozessen zu erweitern. Bei Minderjährigen ist die Chance

naturgemäß größer als bei Erwachsenen, selbst noch in den Genuss der Umsetzung

der Ergebnisse heute noch fremdnütziger Forschung zu kommen (z. B. effektive

Therapie spätmanifestierender Erkrankungen infolge der Aufklärung genetischer

Prädispositionen).

Ein indirekter Nutzen entsteht, wenn Forschungsergebnisse dazu führen, als nutzlos

oder schädlich zu beurteilende Maßnahmen von weiteren Minderjährigen

fernzuhalten.

Das Potential eines primären direkten Nutzens kann in der Regel für die

Interventionsgruppe einer Therapie-, Präventions- oder Rehabilitationsstudie

unterstellt werden. Aber auch prognostische und diagnostische Studien können

einen solchen Nutzen beinhalten, wenn Testergebnisse Grundlage z. B.

therapeutischer Entscheidungen werden.

In jedem Fall ist Nutzen eine statistische und mit verschiedenen Unsicherheiten

belastete Größe. Er wird abgeschätzt aus dem Vergleich der aggregierten Effekte

von Interventions- und Kontrollgruppe, ausgedrückt z. B. als Risiko- oder

Mittelwertdifferenz oder Chancenverhältnis. Es ist bisher nicht möglich, diejenigen

Personen sicher zu identifizieren oder vorherzusagen, die in der Interventionsgruppe von der untersuchten Maßnahme profitieren. Es darf daher immer nur von einem

möglichen Nutzen, einem Nutzenpotential gesprochen werden.

Forschung ist ihrem

5

Wesen nach ergebnisoffen; Nutzenerwartungen können durch die

Forschungsergebnisse durchaus enttäuscht werden.

Der potentielle Nutzen muss vor Beginn des Forschungsvorhabens so genau wie

möglich nach Art, Ausmaß, Eintrittswahrscheinlichkeit und Nachhaltigkeit

Traditionell bezeichnet der Begriff ‚Nutzenpotential— die Möglichkeit, dass ein grund-
lagen- oder

5

krankheitsorientiertes Forschungsvorhaben zu Ergebnissen führt, die nach weiteren
Forschungs- und

Entwicklungsschritten praktisch bedeutsam werden könnten. Hier verweist der Begriff
auf die

stochastische Natur jeden Studiennutzens.

Stellungnahme der Zentralen Ethikkommission bei der Bundesärztekammer

‚Forschung mit Minderjährigen— (2004)

< Seite 9 von 19 >

abgeschätzt werden. Dabei ist ‚Nutzen— von ‚Wirksamkeit— zu unterscheiden. Nutzen

fokussiert auf klinische relevante ‚Endpunkte— wie den Gewinn von Lebenszeit oder

Lebensqualität.

Die Einschätzung des potentiellen Nutzens eines Forschungsvorhabens hat auch die

Wertüberzeugungen und Präferenzen der Minderjährigen und ihrer Angehörigen zu

berücksichtigen.

Für manche Untersuchungsgruppen und Untersuchungsans ätze ist ein primärer

direkter Nutzen grundsätzlich nicht möglich. Dennoch haben sie eine erhebliche

Bedeutung für die Weiterentwicklung der Heilkunde. Dies trifft z. B. für

Therapiestudien mit einer Kontrollgruppe zu, die ein sog. Placebo erhält, und auch für diagnostische und prognostische Studien, in denen ein neuer Test mit dem bisherigen ‚Goldstandard— verglichen (‚validiert—) wird.

Diese Anwendung von Placebos ist eine der wichtigsten Methoden, um subjektive, verfälschende Einflüsse auf das Untersuchungsergebnis zu kontrollieren und dieses damit zu sichern. Da Placebos jedoch Interventionen ohne spezifische Wirksamkeit sind, ist ihr Einsatz nur dann ethisch vertretbar, wenn entweder das Placebo einer wirksamen Therapie hinzugefügt wird (add-on), also sowohl die Interventionsgruppe mit dem Prüfmedikament als auch die Kontrollgruppe mit dem Placebo die gleiche Standardtherapie erhalten, oder wenn es für den zu behandelnden Krankheitszustand keine wirksame (‚Standard—-)Therapie gibt. Darüber hinaus ist von der Ethikkommission zu prüfen, ob eine Placebokontrolle auch dann ethisch zu vertreten ist, wenn der vorliegende Krankheitszustand mit der wirksamen Standardtherapie erfolglos ausbehandelt wurde (Therapieres istenz), oder wenn die Wirksamkeit einer nur erfahrungsgeleiteten Standardtherapie nicht gesichert ist. Eine durch reine Placeboanwendung bedingte Vorenthaltung einer wirksamen Therapie bei leichten und subjektiv stark beeinflussbaren Krankheitszuständen mit nur minimalen Risiken erscheint bei umfassend aufgeklärten Erwachsenen im konkreten Fall möglicherweise ethisch vertretbar, nicht aber bei nicht einwilligungsfähigen Minderjährigen.

Stellungnahme der Zentralen Ethikkommission bei der Bundesärztekammer ‚Forschung mit Minderjährigen— (2004)
< Seite 10 von 19 >
2.4 Belastungen und Risiken eines Forschungsvorhabens
Der Begriff Risiko bezieht sich auf zukünftige unerwünschte Folgen eines Forschungsvorhabens und deren Eintrittswahrscheinlichkeit; als ‚Belastung— werden alle mit dem Forschungsprozess unmittelbar verknüpften Unannehmlichkeiten und Beeinträchtigungen bezeichnet. Für ihre Bewertung sind individuelle Dispositionen und Erfahrungen von wesentlicher Bedeutung. Gerade bei Minderjährigen können subjektive Belastungswahrnehmungen zu Risiken für zukünftige medizinische

Kontakte werden.

In Interventionsstudien haben Risiken und Belastungen zwei unterschiedlich zu beurteilende Quellen: sie können sich aus der untersuchten Methode (z. B. einem Arzneimittel, einem Operationsverfahren) selbst ergeben, oder sie sind Folge aller zusätzlichen Maßnahmen zur Beobachtung ihrer Effekte.

Die zuerst genannten ('therapeutischen / diagnostischen—) Belastungen und Risiken weisen ein weites Spektrum auf; sie sind insbesondere abzugleichen mit der Schwere und Gefährlichkeit der Grundkrankheit und der bisherigen Standardbehandlung und dem potentiellen Nutzen der geprüften Behandlung. Die Prüfung eines neuen Medikaments gegen einen bestimmten kindlichen Tumor wird aller Voraussicht nach mit anderen Risiken und Belastungen verbunden sein (und sein dürfen!) als die Prüfung eines neuen Sedativums.

Anders sind die Belastungen und Risiken zu beurteilen, die sich nicht aus der untersuchten Methode selbst ergeben, auch und besonders in fremdnützigen Forschungsvorhaben (pädiatrische Grundlagenforschung). Hier darf es sich höchstens um minimale Belastungen und Risiken handeln. Sie sind u. a. mit allgemeinen klinischen Beobachtungen und nicht-invasiven Untersuchungstechniken, der Erhebung morphometrischer und psychometrischer Daten, der nicht-invasiven Sammlung von Ausscheidungsprodukten oder geringen zusätzlic hen Blutentnahmen bei ohnehin liegendem Zugang verbunden. Außerhalb der pädiatrischen Grundlagenforschung dürfen Minderjährige dagegen überhaupt keinen nicht-

Stellungnahme der Zentralen Ethikkommission bei der Bundesärztekammer 'Forschung mit Minderjährigen— (2004)

< Seite 11 von 19 >

therapeutischen / nicht-diagnostischen Risiken und Belastungen ausgesetzt werden. Sind bei eigen- und gruppennützigen Forschungsvorhaben mehr als minimale (höchstens aber 'niedrige—) Risiken und Belastungen zu erwarten, dann darf die Ethikkommission dem Vorhaben in besonderen Einzelfällen zustimmen, wenn sie das Nutzen-Risiko-Verhältnis für vertretbar hält. Dazu muss das Studienprotokoll den

Grad der Belastung und des Risikos genau spezifizieren. Mit niedrigen Risiken und Belastungen gehen in Einzelfällen schon Punktionen peripherer Venen, Ultraschall- und MRT-Untersuchungen einher. Mehr als niedrige Risiken sind beispielsweise verbunden mit der Punktion von Arterien oder des Knochenmarks, Kontrastmitteluntersuchungen oder zentralen Venenkathetern.

3 Rechtliche Situation in Deutschland

3.1 Verfassungsrechtlicher Rahmen

3.1.1 Normative Bezugspunkte

Die Forschung mit Minderjährigen wirft erhebliche verfassungsrechtliche Fragen auf. Für die Forschung in öffentlichen wie privaten Institutionen sind folgende normative Bezugspunkte zu beachten:

Aus der Sicht des Minderjährigen:

- die Menschenwürde (Art. 1 I GG)

- das Grundrecht auf Leben und körperliche Unversehrtheit (Art. 2 II GG)

- (im altersgemäß aufsteigenden Maße) das Grundrecht auf Selbstbestimmung (Art. 2 I GG)

- das Verbot ungerechtfertigter Ungleichbehandlung (Art. 3 I GG).

Aus der Sicht der Eltern:

- das elterliche Erziehungsrecht (Art. 6 GG).

Stellungnahme der Zentralen Ethikkommission bei der Bundesärztekammer ‚Forschung mit Minderjährigen— (2004)

< Seite 12 von 19 >

Aus der Sicht des beteiligten Arztes:

-

das Grundrecht der Wissenschaftsfreiheit und der Therapiefreiheit (Art. 5 III
bzw. Art. 12 GG).

Aus der Sicht zukünftiger Patienten:

•

die objektive Schutzpflicht des Staates für Leben und Gesundheit potentiell
von Forschung begünstigter Patienten (Art. 2 II GG).

Die genannten Grundrechtspositionen sind nach dem Grundsatz praktischer
Konkordanz und unter Beachtung des Verhältnismäßigkeitsprinzips einander
zuzuordnen.

3.1.2 Konsequenzen

Wissenschafts- und Therapiefreiheit schützen grundsätzlich auch Forschung und
Heilversuche mit Patienten. Beide Rechte werden durch die Grundrechte der
Patienten und ggf. der Eltern eingeschränkt.

Die Menschenwürde (Art. 1 Abs. 1 GG) ist unantastbar und damit unabwägbar.
Minderjährige sind Träger der Menschenwürde und in der Situation der Krankheit
besonders schutzbedürftig. Ein Eingriff in die Menschenwürde kann weder durch die
Gesetzgebung noch durch andere Grundrechte gerechtfertigt werden.

Im Einzelfall ist allerdings zu prüfen, ob in der fraglichen Maßnahme wirklich ein
Eingriff in die Menschenwürde liegt. Dabei ist zu beachten, dass der Eingriff in die
Menschenwürde aus verfassungsrechtlicher Sicht viel enger und präziser definiert
wird, als dies in der allgemeinen Diskussion oft geschieht. Das gilt insbesondere im
Hinblick auf das Instrumentalisierungsverbot und den Rückgriff auf die falsch
verstandene ‚Objektformel—. Nicht jede Einbeziehung in nicht unmittelbar
eigennützige Forschung macht den Minderjährigen im verfassungsrechtlichen Sinne
zum Objekt staatlicher Willkür. Ein Eingriff liegt vielmehr nach der Rechtsprechung
des Bundesverfassungsgerichts erst dann vor, wenn ein Mensch zum Gegenstand
von Erniedrigung, Folter, Schmähung gemacht wird.

Stellungnahme der Zentralen Ethikkommission bei der Bundesärztekammer
‚Forschung mit Minderjährigen— (2004)

< Seite 13 von 19 >

Zu beachten ist auch: Solidarität und Hilfe für andere entsprechen dem Menschenbild des Grundgesetzes. Forschung zugunsten anderer Menschen kann damit im besonderen Maße der Würde gerecht werden.

Aus

verfassungsrechtlicher

Sicht kann nicht einmal gesagt werden, dass Forschung,

die voraussichtlich weder dem Individuum noch seiner nach Alter oder Krankheit bestimmten Gruppe, dafür aber anderen Menschen, nützt, von vornherein gegen die Menschenwürde des Individuums verstößt.

Als primäre Schranke der Forschungsfreiheit kommt das Grundrecht auf körperliche Unversehrtheit des Patienten (Art. 2 II GG) in Betracht. Dieses erfasst jeden Eingriff in die körperliche und seelische Integrität und schließt von einer wirksamen

Einwilligung

(‚informed consent—)

nicht gedeckte Forschung in der Regel aus. Auch

ohne explizite Einwilligung nicht ausgeschlossen sind erkennbar dem Patienten selbst nützende Versuche, soweit sie auf den mutmaßlichen Willen des Patienten gestützt werden können.

Eine Abwägung des Grundrechts auf körperliche Unversehrtheit (Art. 2 II GG), der Wissenschaftsfreiheit (Art. 5 GG) und der staatlichen Schutzpflicht für Leben und Gesundheit potentiell von der Forschung begünstigter Patienten ist grundsätzlich möglich. Der Grundsatz der Verhältnismäßigkeit fordert auch in solchen Fällen ein angemessenes Verhältnis von Risiko und Nutzen.

Versuche mit Minderjährigen ohne Einwilligung der Eltern sind grundsätzlich Eingriffe in das elterliche Sorgerecht (Art. 6 II GG). In der Regel ist die Einwilligung der Eltern also unabdingbar. In besonderen Fällen kann bei einem unmittelbar dem Patienten nützenden Heilversuch die Verweigerung der elterlichen Zustimmung missbräuchlich sein und im Interesse des Minderjährigen durch das Familiengericht überwunden werden. Das Recht der Eltern umfasst auch die Einwilligung zur gruppennützigen

63

Forschung œ dies gilt jedenfalls bei niedrigem Risiko.

Stellungnahme der Zentralen Ethikkommission bei der Bundesärztekammer

‚Forschung mit Minderjährigen— (2004)

< Seite 14 von 19 >

Das Grundrecht auf Selbstbestimmung setzt nicht erst mit Volljährigkeit ein.

Minderjährige sind in dem Maße an sie betreffenden Entscheidungen zu beteiligen,

in dem sie einsichtsfähig sind. Angst und Verweigerung sind als Ausdruck

individueller Selbstbestimmung zu beachten.

Besonders problematisch sind Versuche mit gesunden Minderjährigen. Diese sind

nur dann verfassungsrechtlich zulässig, wenn der Betreffende voraussichtlich nicht

wesentlich und nicht dauerhaft in seiner Gesundheit beeinträchtigt wird und der

Nutzen für die zu vergleichende Gruppe erkrankter Minderjähriger erheblich und auf

andere Weise nicht zu sichern ist.

In der Sammlung von Daten, nicht anonymisierten Untersuchungsergebnissen usw.

liegt zwar ein Eingriff in das Grundrecht auf informationelle Selbstbestimmung, nicht

aber ein solcher in das Grundrecht auf Leben und körperliche Unversehrtheit vor. Ein

solcher Eingriff ohne explizite Einwilligung kann gerechtfertigt sein, wenn die

Forschung wesentlichen Gemeinschaftsgütern dient, die Daten so weit wie möglich

anonymisiert sind und vor Missbrauch gesichert werden.

Forschung mit Minderjährigen betrifft in so hohem Maße Grundrechtspositionen,

dass der Gesetzgeber die wesentlichen Fragen selbst bestimmen muss. Die

bestehenden Rechtsgrundlagen reichen insofern nicht aus.

3.2 Einfachgesetzliche Lage

Zulässigkeit und Grenzen medizinischer Forschung mit Minderjährigen sind in

Deutschland in vielen Bereichen unsicher. Explizite Regelungen finden sich lediglich

in einigen Spezialgesetzen, die zwar einen großen Teil, jedoch keineswegs alle

medizinischen Forschungsvorhaben am Menschen betreffen. So ist die Zulässigkeit

der klinischen Prüfung von Arzneimitteln in den §§ 40 bis 42 des Arzneimittel-

gesetzes (AMG) und die Prüfung von Medizinprodukten in den §§ 19 bis 24 des

64

Medizinproduktegesetzes (MPG) geregelt. Ergänzende Vorschriften für die Verwendung radioaktiver Stoffe oder ionisierender Strahlung in der medizinischen

Stellungnahme der Zentralen Ethikkommission bei der Bundesärztekammer ‚Forschung mit Minderjährigen— (2004)

< Seite 15 von 19 >

Forschung finden sich in den §§ 87 bis 92 der Strahlenschutzverordnung (StrSchV) sowie in den §§ 28a bis 28g der Röntgenverordnung (RöV).

Diese Vorschriften lassen sich dahin zusammenfassen, dass Forschung, die dem Minderjährigen voraussichtlich nicht nützt, vielmehr allenfalls einen Gruppennutzen zugunsten anderer Minderjähriger verspricht, unzulässig ist

. Die einfachgesetzliche

6

Rechtslage ist insofern strenger, als dies verfassungsrechtlich zulässig wäre. Außerhalb

des Anwendungsbereichs der genannten spezialgesetzlichen Normen

fehlt es an Rechtssicherheit, weil heftig umstritten ist, wie Forschung mit Minderjährigen zu bewerten ist. Dies betrifft etwa die Erprobung neuartiger Operationsmethoden oder Behandlungstechniken, aber auch Anwendungs- beobachtungen und Beobachtungsstudien zu bereits eingeführten und zugelassenen Arzneimitteln. Das Argument, die Bestimmungen der Spezialgesetze seien analog auf spezialgesetzlich ungeregelte Forschungsvorhaben zu übertragen, kann nicht überzeugen. Denn dies erklärt nicht, warum der Gesetzgeber sich dann auf die (ihrerseits nicht einheitliche) Regelung einiger weniger Bereiche beschränkt hat, anstatt

allgemeine

gesetzliche Vorschriften zur Forschung am Menschen zu schaffen

oder für die geregelten Spezialbereiche zumindest untereinander

deckungsgleiche

Normen zu erlassen. Auch die Regeln des Familienr echts helfen kaum weiter, weil

65

danach der gesetzliche Vertreter zwar zum Wohle des Minderjährigen zu handeln hat, das Wohl nach überwiegender Auffassung aber nicht allein aus dem Blickwinkel des körperlichen Wohls zu bestimmen ist. Nicht einmal die Frage, ob der

einwilligungs

fähige

Minderjährige allein einer Forschungsmaßnahme zustimmen

kann oder zusätzlich die Einwilligung des gesetzlichen Vertreters vorliegen muss, ist bislang befriedigend geklärt.

In der 12. Novelle des AMG (§ 41, Absatz 2) werden die bisherigen Restriktionen für Forschung an

6

kranken Kindern etwas gelockert: Bei Minderjährigen ist nicht länger der individuelle Nutzen gefordert.

Ein Gruppennutzen kann das Verbot der Forschung an Einwilligungsunfähigen aufheben. Die

geplante Studie darf allerdings nur minimale Risiken und Belastungen mit sich bringen.

Stellungnahme der Zentralen Ethikkommission bei der Bundesärztekammer

‚Forschung mit Minderjährigen— (2004)

< Seite 16 von 19 >

4. Schlussfolgerungen und Empfehlungen

Das geschilderte ethische Dilemma und die rechtlichen Schranken haben die

Kinderheilkunde in Deutschland in eine schwierige und kaum noch zu

verantwortende Situation gebracht.

Es ist ethisch geboten, für Minderjährige sichere und wirksame Arzneimittel und

Therapien zu entwickeln. Dabei muss der Minderjährige vor körperlichen und

psychischen Schäden geschützt werden. Das schließt aber nicht aus, dass

Minderjährige an Forschungen beteiligt werden, die mit niedrigen Risiken und

Belastungen verbunden sind. Dabei ist neben der Einwilligung der Eltern der Wille

und das Wohl des Minderjährigen altersgemäß zu berücksichtigen.

4.1

Wegen des offenkundigen Grundrechtsbezugs und der Konkretisierungsbedürftigkeit der verfassungsrechtlichen Lage sollten Voraussetzungen, grundsätzliches Verfahren und wesentliche Maßstäbe der Entscheidung über die Forschung mit Minderjährigen durch den Gesetzgeber geregelt werden.

4.2

Forschung mit Minderjährigen macht diese nicht in jedem Fall zum Objekt im Sinne der Rechtsprechung zur Menschenwürde. Der Vorwurf eines Eingriffs in die Menschenwürde kommt erst dann in Betracht, wenn kein Nutzen für den Patienten oder seine Gruppe von der Forschung zu erwarten ist. Dient die Forschung anderen Patientengruppen, so kann gleichfalls nicht von vornherein von einem Eingriff in die Menschenwürde die Rede sein. Es kommt vielmehr auch in diesem Fall auf das Verhältnis von Nutzen und Schwere des Eingriffs an.

Stellungnahme der Zentralen Ethikkommission bei der Bundesärztekammer ,Forschung mit Minderjährigen— (2004)

< Seite 17 von 19 >

4.3

Die Einbeziehung von Minderjährigen in gruppennützige Forschungsvorhaben ist verfassungsrechtlich nicht grundsätzlich ausgeschlossen. Eine entsprechende Änderung gesetzlicher Bestimmungen wäre möglich. Voraussetzungen für eine Einbeziehung von Minderjährigen in gruppennützige Forschungsvor haben sind aber

- eine sorgfältige Ermittlung und Bewertung des möglichen Nutzens,

- eine sorgfältige Er mittlung und Bewertung möglicher Risiken und Belastungen,

- das Fehlen milderer Alternativen.

4.4

Die Zustimmung der Eltern ist unabdingbar. Bei einem unmittelbar dem Patienten nützenden Heilversuch kann die ohne triftige Gründe verweigerte Zustimmung im Interesse des Patienten durch gerichtliche Entscheidungen ersetzt werden.

4.5

Das Wohl des Minderjährigen und der Grundsatz der Verhältnismäßigkeit fordern ein angemessenes Verhältnis von Risiko und Nutzen jeder Forschung mit Minderjährigen.

Da für die ethische Rechtfertigung von Forschungsvorhaben bei Minderjährigen das höchste Schutzniveau angestrebt werden muss, reicht der Ausschluss eines Missverhältnisses von Nutzen und Risiko nicht. Vielmehr gilt das Kriterium der ,Angemessenheit", das dem übergeordneten Prinzip folgen muss, das Wohlergehen des Minderjährigen nicht zu gefährden.

4.6

Für Forschungsvorhaben unter therapeutischen Bedingungen mit intendiertem individuellen Nutzen wird die Angemessenheit im Regelfall festzustellen sein. Dann jedoch, wenn kein individueller Nutzen, sondern ein Erkenntnisgewinn nur zum Wohl der Mitglieder der Gruppe erwartet werden kann, darf der Minderjährige im Regelfall nicht mehr als nur minimalen Risiken oder Belastungen ausgesetzt werden.

Stellungnahme der Zentralen Ethikkommission bei der Bundesärztekammer ,Forschung mit Minderjährigen— (2004)

< Seite 18 von 19 >

Angesichts der hohen Anforderungen, die aus der oben gegebenen Begriffsbestimmung des ,niedrigen—, also mehr als ,minimalen— Risikos folgen, darf jedoch in besonderen Einzelfällen abgewogen werden, ob es ethisch nicht doch vertretbar ist, Minderjährigen auch niedrige Risiken zuzumuten, wenn anderen, von der gleichen Krankheit betroffenen Minderjährigen damit in der Zukunft u. U. eine große Hilfe erwiesen werden kann.

4.7

Zur Minimierung der psychischen Risiken und Belastungen müssen alle verfügbaren und dem einzelnen Minderjährigen angemessenen Angst- und

Schmerzvermeidungsstrategien ausgeschöpft werden. Dies geht bis hin zur Beendigung der Teilnahme an dem Forschungsvorhaben, die im Konsens mit den Eltern / Erziehungsberechtigten und je nach Einsichtsfähigkeit auch mit dem Minderjährigen erfolgt.

Dringend zu empfehlen ist die Beteiligung von unabhängigen Personen, die im Umgang mit Minderjährigen erfahren sind, das Vertrauen des Minderjährigen besitzen und dessen Interessen wahrnehmen.

Mit diesem Vorgehen kann die kindliche Entscheidungskompetenz gestärkt werden.

Die Anwesenheit der Eltern und / oder unabhängiger Vertrauenspersonen mit angemessener Erfahrung im Umgang mit Minderjährigen bei den einzelnen Forschungsmaßnahmen ist als vertrauensbildende Maßnahme zu empfehlen. Als zusätzliche Maßnahmen der Vertrauensbildung sind Vorschläge erwägenswert, erkrankte Heranwachsende, fachkundige Eltern oder Vertreter von Selbsthilfegruppen in die Planung von Forschungs-, Bewertungs- und Entscheidungsprozessen der jeweils beratenden Ethikkommission mit einzubeziehen.

Stellungnahme der Zentralen Ethikkommission bei der Bundesärztekammer ‚Forschung mit Minderjährigen— (2004)

< Seite 19 von 19 >

4.8

Der Minderjährige ist seinem Verständnis gemäß so weit wie möglich in die Entscheidungsfindung einzubeziehen.

Um die Fähigkeit eines Minderjährigen zur Zustimmung festzustellen, sind Strategien notwendig, die alle Aspekte des Alters, der kognitiven Entwicklung und der emotionalen Situation professionell zu erfassen und zu bewerten vermögen.

Die verbleibenden Unsicherheiten können nur dadurch hingenommen werden, dass die altersgemäße Entscheidungskompetenz des Kindes geachtet und (z. B. durch Visualisierung) gefördert wird. Dazu müssen altersspezifisch die spontanen Willensäußerungen berücksichtigt werden. Dies gilt insbesondere für

Willensäußerungen wie Irritationen, Abwehr, Angst im situativen Kontext der Durchführung eines Forschungsvorhabens. Sie sollten als Abbruchkriterien definiert werden.

4.9

Nach Beendigung der Forschung sollen Teilnehmer und Erziehungsberechtigte in geeigneter Form über die sie betreffenden Ergebnisse informiert werden.

4.10

Die vorstehenden Schlussfolgerungen und Empfehlungen sollten auch für Forschung mit Minderjährigen durch Nichtärzte (z. B. Biologen, Pädagogen, Psychologen, Physio- und Ergotherapeuten, Pflegepersonen) in wissenschaftlichen und nichtwissenschaftlichen Einrichtungen gelten.

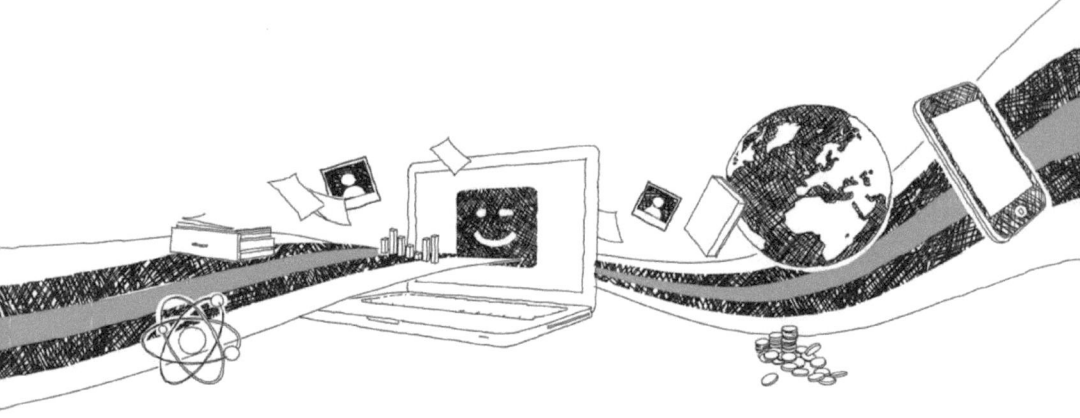
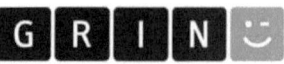